Erythropoese-Stimulation bei renaler Anämie

UNI-MED

UNI-MED Verlag AG
Bremen - London - Boston

Prof. Dr. Christian Rosenberger
Medizinische Klinik mit Schwerpunkt Nephrologie
Charité – Campus Benjamin Franklin
Hindenburgdamm 30
12203 Berlin

Rosenberger, Christian:
Erythropoese-Stimulation bei renaler Anämie / Christian Rosenberger.-
1. Auflage - Bremen: UNI-MED, 2023
(UNI-MED SCIENCE)
ISBN 978-3-8374-2446-1

Printed in Europe

UNI-MED. Die beste Medizin.

In der Reihe UNI-MED SCIENCE werden aktuelle Forschungsergebnisse zur Diagnostik und Therapie wichtiger Erkrankungen "state of the art" dargestellt. Die Publikationen zeichnen sich durch höchste wissenschaftliche Kompetenz und anspruchsvolle Präsentation aus. Die Autoren sind Meinungsbildner auf ihren Fachgebieten.

Der Druck dieses Buches wurde unterstützt durch GlaxoSmithKline.

Vorwort und Danksagung

Die Therapie der renalen Anämie beruht im Wesentlichen auf Eisen und Erythropoese-stimulierenden Agenzien (ESAs) – in dieser Reihenfolge. Das klassische rekombinante Erythropoetin wurde 1988 zugelassen. Es folgte eine Reihe von randomisiert kontrollierten Studien (RCTs), die für die meisten von uns enttäuschend ausgingen – hatten wir doch die Hoffnung, mit ESAs harte Endpunkte zu verbessern. Es folgte ein Jahrzehnt der Skepsis und Zurückhaltung, ja der Ernüchterung in der ESA-Therapie. Bewegung und neue Hoffnung entstand mit der Entwicklung von hochselektiven, künstlichen, oral verfügbaren Stabilisatoren des Hypoxie-induzierbaren Faktors (HIF), dem für Erythropoetin entscheidenden Transkriptionsfaktor. HIF-Stabilisatoren können als ESAs der neuen Generation angesehen werden. Sie transaktivieren, zumindest theoretisch, mehr Gene als nur Erythropoetin. Mit dieser Erkenntnis gehen Hoffnung und Sorge Hand in Hand.

Im und kurz vor dem Jahr 2021 wurden in einer für die renale Anämie beispiellosen Folge 12 große RCTs zu den HIF-Stabilisatoren Roxadustat, Vadadustat und Daprodustat veröffentlicht. Dies ist der größte und wertvollste Datenschatz zu diesem Thema. Die Ergebnisse sind nicht einfach zu deuten, die Entscheidungen der Zulassungsbehörden haben Kontroversen ausgelöst. In Europa ist inzwischen Roxadustat für ESA-naive Patienten zugelassen, nicht jedoch für solche, die unter konventionellen ESAs gut und stabil behandelt sind. In Europa sind auch Vadadustat und Daprodustat zugelassen, allerdings nur für Dialysepatienten. Der Hersteller hat sich gegen eine Vermarktung von Daprodustat in Europa entschieden.

Im Jahr 2023 geht mit der Entscheidung der European Medicines Agency (EMA) für eine nur auf Dialysepatienten beschränkte Zulassung von Vadadustat und Daprodustat ein überaus aufwendiger Zyklus der Forschung, klinischen Testung und behördlichen Begutachtung zu Ende. Viele von uns waren, als Akteur oder interessierter Zuschauer, an diesem Zyklus beteiligt. Für eine abschließende Beurteilung ist es meiner Meinung nach zu früh. Nach dem Feuerwerk an RCTs und dem sehr spannenden Zulassungsprozess dürfte Ruhe einkehren, eine Ruhe, die man für ein qualifiziertes Urteil braucht.

Ich danke meiner Familie, insbesondere meiner Frau Alina, die mir über Jahrzehnte immer den Rücken freigehalten hat, damit ich über ESAs, HIF, Eisen und dergleichen forschen und nachdenken kann.

Berlin, im September 2023 *Christian Rosenberger*

Inhaltsverzeichnis

Begriffsbestimmung, Definition

1. Begriffsbestimmung, Definition

Es lohnt sich über Begriffe nachzudenken. "Renale Anämie", mein bisheriger Namensfavorit, ist lange im Gebrauch, kurz und bündig. Aber passt er noch zu unserem Verständnis der Pathophysiologie? Ausgehend von "renaler Anämie" wäre also die Niere allein "schuld" an dem niedrigen Blut-Hämoglobin (Hb), weil die Niere krank ist und mehr Erythropoetin (EPO) nicht zu produzieren vermag. Das ist zumindest nicht die ganze Wahrheit. Der Hb steigt oft nach Gabe von Eisen (insbesondere von intravenösem Eisen, als Zeichen für einen zumindest relativen Eisenmangel). Und der Hb steigt nach Gabe von Stabilisatoren des Hypoxie-induzierbaren Faktors (HIF), einem Transkriptionsfaktor, der die EPO-Produktion in Nierenfibroblasten steigert. Sollte man nicht besser von "Anämie der chronischen Nierenerkrankung" sprechen? Dann hätte man diese und weitere zusätzliche Aspekte berücksichtigt...

Ob Sie nun "renale Anämie", "Anämie der chronischen Nierenerkrankung" oder eine andere Bezeichnung bevorzugen, sprechen wir hier eigentlich von einem Symptom, einer Erkrankung oder gar einem Syndrom? Das Thema ist zweifellos komplex und unsere Kenntnisse sind unvollständig. Der niedrige Hb an sich ist ein Symptom mehrerer Krankheiten (z.B. von Blutung, Hämolyse, Entzündung, Malignom). Renale Anämie – ich bleibe von nun an trotz seiner Unzulänglichkeit bei dem alten Begriff, weil etabliert, handlich und größtenteils zutreffend – ist in meinen Augen keine Erkrankung, sondern ein variables Syndrom aus Störungen innerhalb und außerhalb der Niere: eingeschränkte glomeruläre Filtration (GFR), ungenügende EPO-Bildung in Nierenfibroblasten, chronische Entzündung, Eisenverwertungsstörung, evtl. auch chronischer Blutverlust und/oder Hämolyse, z.B. während Hämodialyse etc..

Gemäß KDIGO ist eine renale Anämie ein Hb von <13 g/dl bei Männern oder <12 g/dl bei Frauen, in Verbindung mit einer mittel- bis hochgradigen Einschränkung der GFR. Ich finde das eine brauchbare Definition; lassen Sie uns bitte zum Zwecke der Vergleichbarkeit von Studien dabei bleiben! Das akute Nierenversagen / die akute Nierenschädigung mit seinen wechselnden Definitionen und der daraus entstehenden Verwirrung soll uns ein abschreckendes Beispiel sein! Natürlich darf die Definition der renalen Anämie kommentiert und kritisiert werden. Der Hb fällt physiologisch im Alter, ebenso die GFR. Jeder, der lange genug lebt, entwickelt demnach eine "renale Anämie". Nach großen, randomisiert-kontrollierten Studien (englisch *Randomized Controlled Trials*, RCTs) wissen wir, dass ein Ausgleich der renalen Anämie – also eine Normalisierung des Hb – Risiken birgt und nicht angestrebt werden sollte. Stattdessen ist vermutlich eine von Patient zu Patient unterschiedliche Teilkorrektur anzustreben.

2021, das Jahr der großen Phase-III-Studien zu HIF-Stabilisatoren

Im Jahr 2021 wurden 12(!) Phase-III-Studien zu den HIF-Stabilisatoren Roxadustat, Vadadustat und Daprodustat veröffentlicht, mit insgesamt fast 24.000 Patienten. Damit steht uns ein großer Datenschatz zur Verfügung, der jedoch nicht ganz leicht zu interpretieren ist.

(Patho)Physiologie

2. (Patho)Physiologie

Erythropoetin (engl. *Erythropoietin*, EPO) ist ein 30,4 kDa Glykopeptid aus 165 Aminosäuren und 4 Glykanresten, die 40 % der Molekülmasse ausmachen. EPO wird durch den Transkriptionsfaktor HIF (Hypoxie-induzierbarer Faktor) reguliert, genauer gesagt durch die Isoform HIF-2alpha. EPO wird ab kurz nach der Geburt größtenteils in einzelnen, spezialisierten, peritubulären Fibroblasten an der Grenze zwischen Nierenrinde und -mark gebildet. Diese messen den Hb höchstwahrscheinlich über den Umweg des O_2-Partialdruckes. Dies kann nur gelingen, wenn in dieser Zone der Blutfluss und der O_2-Verbrauch konstant gehalten werden, sodass der O_2-Partialdruck nur noch vom Hb abhängt. Dass sowas gelingt, grenzt an ein Wunder. Die zweifellos geniale Lösung der Natur können wir nur erahnen. Beteiligt sind höchstwahrscheinlich die relativ weiten, sehr dünnwandigen Arcuata-Venen. Sie befinden sich an der Grenze von Rinde und Mark, wo sie manschettenartig die Arcuata-Arterien umschließen. Der O_2-Partialdruck in den Arcuata-Venen ist höher als in ihren Zuflüssen aus dem Nierenparenchym, höchstwahrscheinlich weil sie aus den Arcuata-Arterien einen O_2-Kurzschluss (Shunt) beziehen. Damit sind Arcuata-Venen O_2-Puffer für das umgebende Parenchym, in welchem die EPO-bildenden Fibroblasten liegen. In den Fibroblasten, wie übrigens in jeder Körperzelle, befindet sich der O_2-Sensor, die sogenannte HIF-Prolyl-Hydroxylase (PHD). PHD hydroxyliert O_2-abhängig die Alpha-Untereinheit von HIF, die ständig gebildet wird (Haase 2013). HIF-Hydroxylierung leitet eine proteolytische Kaskade ein, sodass unter Normoxie all das gebildete HIF-alpha sogleich abgebaut wird. Unter Hypoxie kann PHD nicht funktionieren, sodass HIF-alpha akkumuliert, mit HIF-beta dimerisiert und gemeinsam als Transkriptionsfaktor wirkt, sodass z.B. EPO transaktiviert wird. Warum dieser Prozess in chronischer Nierenerkrankung ins Stocken gerät, bleibt etwas unklar. Das Tubulointerstitium ist sicherlich vermehrt und verändert: mehr Matrix, mehr Zellen, mehr Myofibroblasten (die sehr wahrscheinlich kein EPO produzieren können), weiterer Abstand zu den O_2-verbrauchenden Tubuli, aber auch zu den O_2-liefernden Kapillaren. Am Ende steht eine relativ zu geringe EPO-Produktion, gemessen am Hb, wohlgemerkt! Absolut sind die Blut-EPO-Spiegel in der Regel höher als bei Nierengesunden mit normalem Hb. EPO bindet im roten Knochenmark an homodimeren (klassischen) EPO-Rezeptoren von Erythrozyten-Vorläufern (☞ *Abb. 2.1*): *erythroid Colony-Forming Unit* (CFU_e), Proerythroblast und früher basophiler Erythroblast (Elliott et al. 2008, Jelkmann 2013, Koury 2014). Die intrazelluläre Signalkaskade des klassischen EPO-Rezeptors enthält u.a. Phosphorylierungsschritte und Aktivierung von JAK (Januskinase) und STAT (*Signal Transducer and Activator of Transcription*). Auf die Zielzellen wirkt EPO antiapoptotisch; mehr noch, für eine Dauer von 7 bis 13 Tagen ist die Erythropoese streng EPO-abhängig, was bedeutet, dass der EPO-Spiegel einen bestimmten kritischen Grenzwert nicht unterschreiten darf. Wohlgemerkt, auf einen EPO-Spitzenspiegel kommt es überhaupt nicht an, nur auf diesen unteren Grenzwert.

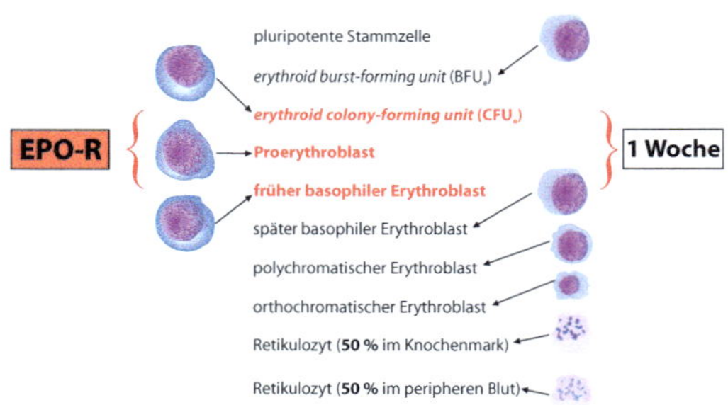

Abb. 2.1: Erythrozytenvorstufen. Rot hervorgehoben sind die EPO-abhängigen Zellen. Die EPO-abhängige Entwicklung kann bis zu einer Woche dauern. Fällt in dieser Zeit der Blut-EPO-Spiegel unter eine kritische Schwelle, gehen diese Zellen in Apoptose.

Die Erythropoetin-abhängige Phase dauert bis zu einer Woche. Für die Behandlung der renalen Anämie erscheinen mir an dieser Stelle vier Kommentare geboten:

- Erstens, wie EPO abgebaut wird, ist nicht ganz klar. Sicherlich wird ein Teil des EPOs nach der Bindung an seinen Rezeptor internalisiert und abgebaut. EPO-Rezeptoren können zwar bei diesem Prozess wieder an die Zelloberfläche rezirkulieren, ein Teil wird jedoch samt EPO abgebaut.

- Zweitens, je fester der Ligand an den EPO-Rezeptor bindet, umso eher wird er im Komplex internalisiert und abgebaut.
- Drittens, neben dem klassischen, homodimeren EPO-Rezeptor existiert auf verschiedenen, nicht-hämatopoetischen Zellen (z.B. auf Endothelien, Kardiomyozyten) ein heterodimerer EPO-Rezeptor mit einer 20× geringeren Affinität (Becker et al. 2010, Broxmeyer et al. 2013). Die Rolle dieses Rezeptors ist unklar. *In vitro* vermittelt der heterodimere EPO-Rezeptor kardio- und neuroprotektive Effekte (Sirén et al. 2009; Kagaya et al. 2012), die jedoch *in vivo* nicht repliziert werden konnten (Prunier et al. 2012, Ehrenreich et al. 2009). Möglicherweise ist sogar das Gegenteil der Fall, und der heterodimere EPO-Rezeptor ist für unerwünschte EPO-Nebenwirkungen verantwortlich.
- Viertens, die für die EPO-Transkription entscheidende Untereinheit HIF-2alpha trägt auf seiner mRNA ein sog. Eisen-responsibles Element (englisch *Iron-Response Element*, IRE). Unter Eisenmangel ist die Translation von HIF-2alpha erschwert (☞ *Abb. 2.2*).

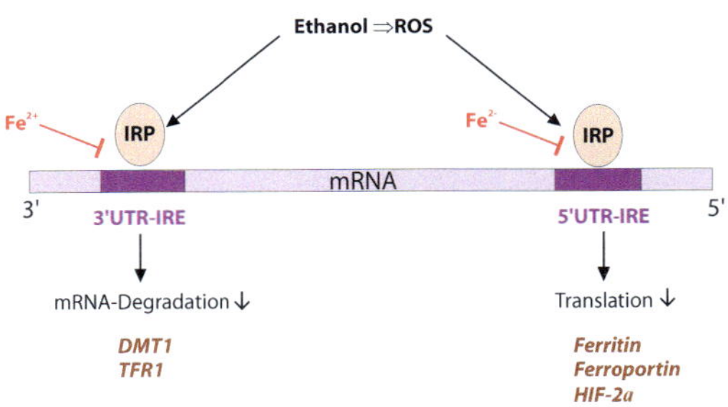

Abb. 2.2: Eisen in der Eisen- und HIF-Homöostase. 3'UTR = 3'-untranslatierte Region; 5'UTR = 5'-untranslatierte Region; DMT1 = *Divalent Metal Transporter-1*; IRE = *Iron-Response Element*; IRP = *Iron-Response Protein*; TFR1 = Transferrin-Rezeptor-1. Eisen verhindert die Bindung des *Iron Response Protein* an das *Iron Response Element* auf der mRNA. Ethanol stimuliert, vermutlich über reaktive Sauerstoffspezies (ROS), das *Iron Response Protein*.

Epidemiologie

3. Epidemiologie

Die renale Anämie tritt meist erst unterhalb einer GFR von 30 ml/min zum Vorschein (Astor et al. 2002, McFarlane et al. 2008). Je höher der Grad der chronischen Nierenerkrankung (englisch *Chronic Kidney Disease*, CKD) umso höher ist die Prävalenz der renalen Anämie (☞ ***Abb. 3.1***): CKD 1-2 15 %, CKD 3 20 %, CKD 4 65 %, CKD 5 75 %. Bei CKD-Patienten korreliert der Hb erstaunlich stark mit dem Überleben (☞ ***Abb. 3.2***), allerdings am besten der nicht für Begleiterkrankungen und Alter adjustierte Hb (Ofsthun et al. 2003). Zumindest teilweise lässt sich das Phänomen erklären durch den physiologischen Abfall des Hb im Alter. Und trotzdem scheint uns diese Statistik in unserem klinischen Eindruck zu bestätigen, dass die renale Anämie stärker ausgeprägt ist bei Multimorbidität, chronischer Entzündung, Diabetes mellitus, Gebrechlichkeit etc. Niedriger Hb ist wahrscheinlich ein Integral aller negativen Einflüsse auf das Überleben. Was aber nicht bedeutet, dass jede Anhebung des Hb das Überleben verbessert (☞ ***Abb. 3.3***). Im Gegenteil, bislang ist das keiner Intervention mit ESAs, sondern nur mit intravenösem Eisen gelungen (NHT, Besarab et al. 1998; Parfrey et al. 2005; CREATE, Drüeke et al. 2006; CHOIR, Singh et al. 2006; TREAT, Pfeffer et al. 2009). Zwar hat die PIVOTAL-Studie an Dialysepatienten durch i.v. Eisen harte Endpunkte verbessert – vorrangig die Herzinsuffizienz. Aber der Hb war (gemäß Protokoll) im Interventions- und Kontrollarm vergleichbar.

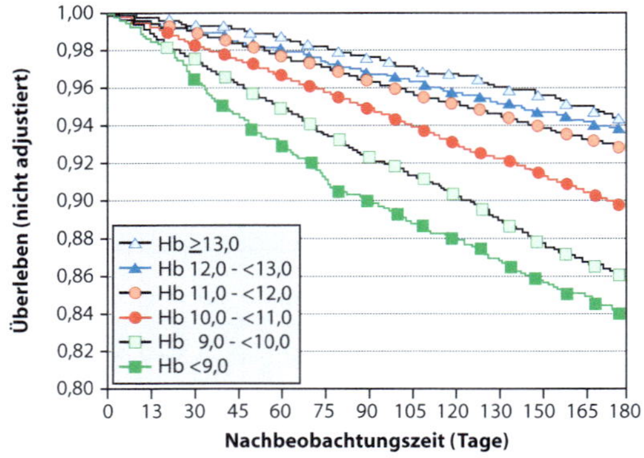

Abb. 3.2: Kaplan-Meier-Analyse zum Überleben von Dialysepatienten in Abhängigkeit vom Hb-Wert. Untersucht wurden 44.550 Patienten in den USA (nach Ofsthun et al. 2003).

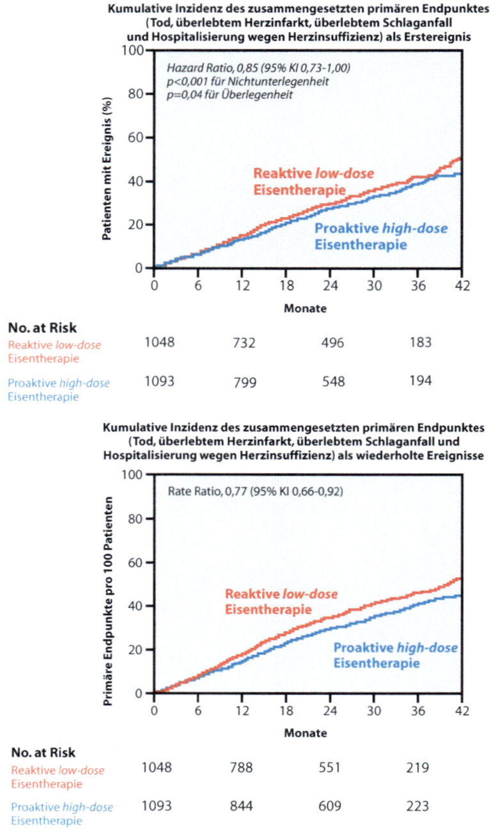

Abb. 3.3: i.v. Eisen senkt kardiovaskuläre Endpunkte bei HämoDialysepatienten (nach Macdougall et al. 2019, PIVOTAL).

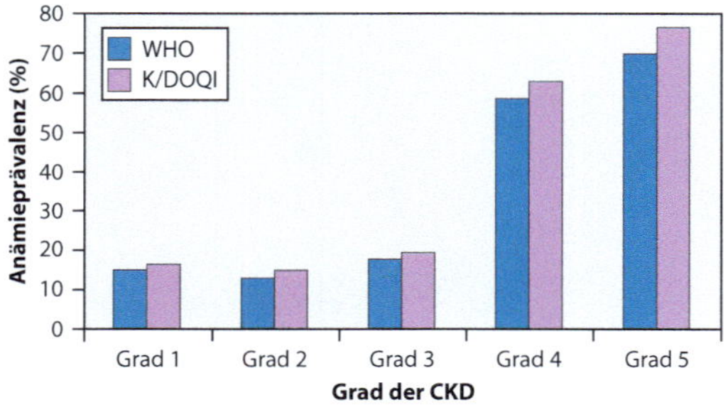

Abb. 3.1: Prävalenz der Anämie nach CKD-Stadien (nach McFarlane et al. 2008).

WHO-Definition der Anämie:

Hb <13 g/dl bei Männern bzw. <12 g/dl bei Frauen:

K/DOQI-2006-Definition der Anämie:

Hb <13,5 g/dl bei Männern bzw. <12 g/dl bei Frauen.

Es lohnt sich über die Kraft von Bildern und Theorien nachzudenken. Die nicht-adjustierten Kaplan-Meier-Kurven für die verschiedenen Hb-Bereiche (☞ *Abb. 3.2*) hat sicherlich viel Kliniker und Forscher stark beeindruckt, suggerieren sie doch einen schicksalhaften Verlauf, abhängig vom Hb. Eine ideale Ergänzung war die Theorie der Organdestruktion durch Hypoxie (z.B. in Gehirn, Herz, Niere), die wiederum auf ungenügende O_2-Zufuhr (niedriger Hb = geringe O_2-Transportkapazität) beruht. Folglich wurde in den 90er Jahren des letzten Jahrhunderts die Anhebung oder gar die Normalisierung des Hb durch das damals frisch verfügbare synthetische EPO als *die* Problemlösung angesehen. Wie andächtig lauschten wir damals den pathophysiologischen Ausführungen zur Organhypoxie, wie zuversichtlich behandelten wir unsere Patienten mit synthetischem EPO, und wie bitter war die Enttäuschung über den Ausgang der ersten Studie, dem "*Normal Hematocrit Trial*" (☞ *Abb. 3.4*). Es folgten Unglaube, Kritik an besagter Studie, z.T. Verdrängung der Ergebnisse, und weitere RCTs (mehr dazu im *Kap. 7.* Therapie). Letztere brachten zwar wichtige neue Erkenntnisse, aber keine Verbesserung harter Endpunkte, manche sogar eine signifikante Verschlechterung (☞ *Tab. 3.1 + Abb. 3.5*). Auch eine noch so einleuchtende Theorie kann durch RCTs falsifiziert werden.

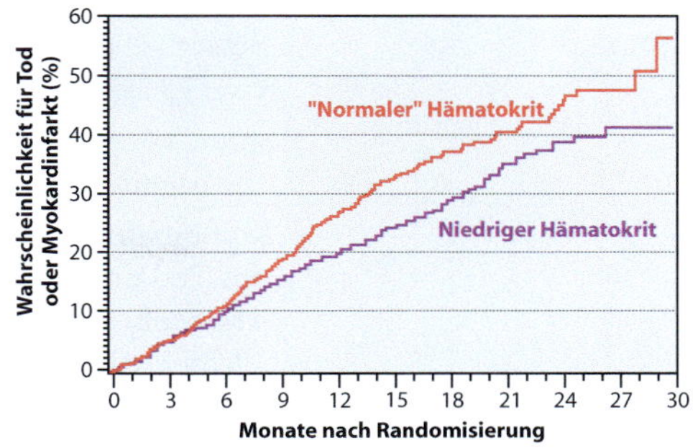

No. at Risk									
Normaler Hämatokrit	618	540	476	415	353	259	186	124	69	26
Niedriger Hämatokrit	615	537	485	434	391	292	216	131	80	20

Abb. 3.4: Latenz des Anstieges von Todesfällen/Herzinfarkten unter ESA-Therapie (Kaplan-Meier-Analyse) (nach Besarab et al. 1998). Der angestrebte normale Hämatokrit (42 %) wurde nicht erreicht. Im Interventionsarm lag der mittlere Hämatokrit ca. zwischen 39 % und 41 %.

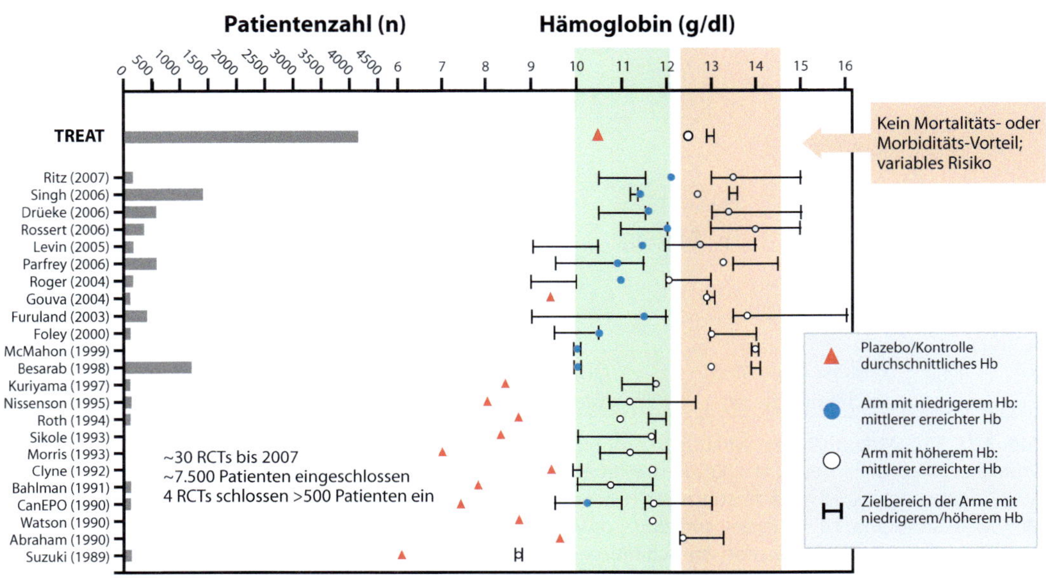

Abb. 3.5: RCTs zu ESA-Therapie bei CKD (nach Eckardt et Drüeke, persönliche Mitteilung).

Studie		Besarab et al. (NHT) 1998	Parfrey et al. 2005 (2009)	CREATE 2006	CHOIR 2006	TREAT 2009
		Studie vorzeitig beendet	Studie abgeschlossen	Studie abgeschlossen	Studie vorzeitig beendet	Studie abgeschlossen
Ergebnisse	Primärer Endpunkt 1	Kombination aus Tod und erster überlebter MI 202 vs. 164 (n.s.)	echokardiographischer linksventrikulärer Volumenindex n.s.	Kombination aus Tod, MI, akute HI, Schlaganfall, TIA, Hospitalisierung wegen AP oder HRS und pAVK mit Nekrose oder Amputation 58 vs. 47 (n.s.)	Kombination aus Tod, MI und Hospitalisierung wegen HI 125 vs. 97 (p<0,03)	Kombination aus Tod, MI, HI, Schlaganfall, Hospitalisierung wegen Myokardischämie 632 vs. 602 (n.s.)
	Primärer Endpunkt 2	–	–	–	–	Kombination aus Tod und terminaler NI 652 vs. 618 (n.s.)
	Mortalität	195 vs. 160 (n.s.)	13 vs. 20 (n.s.)	31 vs. 21 (n.s.)	52 vs. 36 (n.s.)	412 vs. 395 (n.s.)
	Herzinfarkt	41 vs. 42 (n.s.)	7 vs. 4 (n.s.)	14 vs. 15 (n.s.)	18 vs. 20 (n.s.)	124 vs. 129 (n.s.)
	Herzinsuffizienz	n.s.	2 vs. 6 (n.s.)	–	64 vs. 47 (n.s.)	205 vs. 229 (n.s.)
	Schlaganfall	n.s.	12 vs. 4 (p<0,045)	8 vs. 5 (n.s.)	12 vs. 12 (n.s.)	101 vs. 53 (p<0,001)
	LVH	–	kein Unterschied	kein Unterschied	–	–
	Zeit bis RRT	–	–	127 vs. 111 (p<0,03)	155 vs. 134 (n.s.)	338 vs. 330 (n.s.)
	Graft-Thrombose	243 vs. 176 (p<0,001)	45 vs. 36 (n.s.)	12 vs. 8 (n.s.)	?	?
	Lebensqualität	–	verbessert	verbessert	keine Verbesserung	verbessert

	Tendenz schlechter, nicht signifikant	signifikant schlechter	Tendenz besser, nicht signifikant	signifikant besser

Tab. 3.1: ESA-Wirkung/Nebenwirkung in großen RCTs – hoher vs. niedriger Hb-Wert (nach Besarab et al. 1998; Drüeke et al. 2006; Parfrey et al. 2005; Parfrey et al. 2009; Pfeffer et al. 2009; Singh et al. 2006).
AP = Angina pectoris; HI = Herzinsuffizienz; HRS = Herzrhythmusstörung; LVH = links-ventrikuläre Hypertrophie; MI = Myokardinfarkt; NI = Niereninsuffizienz; pAVK = periphere arterielle Verschlusskrankheit; RRT = *Renal Replacement Therapy*; TIA = transitorisch-ischämische Attacke.

	Konventionelle ESAs					i.v. Eisen
Studie	Canadian	NHT	CREATE	CHOIR	TREAT	PIVOTAL
Erstautor		Besarab	Drüeke	Singh	Pfeffer	Macdougall
Publikation	BrMJ 1990	NEJM 1998	NEJM 2006	NEJM 2006	NEJM 2009	NEJM 2019
Interventionsarm						i.v. Fe "proaktiv"
EPO IE/kg × Wo.	248	450	67	122		91
Darbe µg/kg × Wo.					1,3 bzw. 1,8	
Vergleichsarm						i.v. Fe "reaktiv"
Epoetin IE/kg × Wo.	204	170	28	69		117
Darbepoetin µg/kg × Wo.					Plazebo	
DD-/NDD-CKD	DD	DD	NDD	NDD	NDD	DD
Alter (Jahre)	45	65	59	66	68	63
ESA-Startdosis/Wo.	300 IE/kg	variabel	2000 IE	10.000 IE	0,75 µg/kg	variabel
ESA-Intervall	3/Wo.	variabel	1/Wo.	1/Wo., 1/2 Wo.	1/2 Wo., 1/4 Wo.	variabel
Beobachtungszeit (Mo.)	6	14	36	16	29	25
N	118	1233	603	1432	4038	2141
Ferritin basal (µg/l)	700	350	180	170	135	215
TSAT basal (%)	n.b.	n.b.	25	25	23	20
i.v. Fe-Gabe (mg/Wo.) Mittelwert	n.b.	n.b.	n.b.	n.b.	n.b.	61,6 / 33,8
i.v. Fe-Gabe (mg/Wo.) Median	n.b.	n.b.	n.b.	n.b.	n.b.	n.b.
Diabetiker (%)	n.b.	55	25	50	100	45
Todesrate / 100 Patientenjahre	?	12 / 10,1	3,3 / 2,3	5,5 / 3,75	8,5 / 8,1	10,8 / 12,3

Tab. 3.2: Ausgewählte Basischarakteristika, ESA-Dosen, IV-Eisen-Dosen und Mortalität in großen RCTs zur renalen Anämie. DD = "*dialysis dependent*", Dialysepatienten; NDD = "*non dialysis dependent*", Nichtdialysepatienten; Canadian = Canadian Trial, siehe Publikationsliste; TSAT = Transferrinsättigung; n.b. = nicht berichtet; Fe = Eisen.

Klinik

4. Klinik

Die Symptome der renalen Anämie sind unspezifisch, und denen eines Eisenmangels (☞ *Abb. 4.1*) vergleichbar: körperliche, aber auch geistige Leistungsminderung, oft auch eine daraus folgende Depression und Antriebsarmut. Dies hat z.T. erhebliche soziale und ökonomische Nachteile für unsere Patienten. Ein Patient Anfang 20 berichtete mir z.B., er fühle sich körperlich so schwach, dass er sich in der U-Bahn immer auf den Boden setze, wenn kein Sitzplatz frei sei. Ferner sei er nicht in der Lage, ein Buch zu lesen, seine Konzentration reiche gerade mal für wenige Seiten. Das Hochschulstudium habe er deshalb abbrechen müssen. Nach Anhebung des Hb um 2 g/dl waren die Beschwerden spürbar gebessert, er nahm sein Studium wieder auf und löste regelmäßig Arbeitsblätter während seiner Dialysebehandlungen. Seine Erfahrungen hat er mittlerweile in Vorträgen für Patienten und Ärzte weitergegeben. Renale Anämie senkt die Lebensqualität, auch wenn deren objektive Erfassung nicht so einfach ist und die verschiedenen dazu entworfenen Fragebögen bzw. Leistungstests uneinheitlich ausfallen können. Physische und psychische Elemente bedingen sich gegenseitig, sodass sie schwer bis unmöglich voneinander zu trennen sind. Gewöhnung – an das Gute wie an das Schlechte – erschwert die Erfassung der Symptomlast im Zeitverlauf. Für die Sprechstunde bzw. die Dialysevisite helfen aus meiner Sicht ein paar Schlüsselfrage bei der Einschätzung der Lebensqualität: Wie kommt der Patient zum Arzt (die Spanne reicht von Krankentransport bis Fahrrad)? Liest er während der Dialyse ein Buch? Berichtet er über Freizeitaktivitäten?

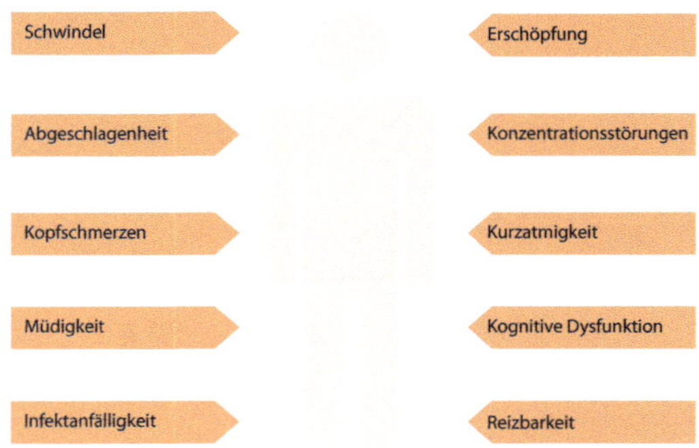

Abb. 4.1: Eisenmangel: unspezifische Symptome (nach Gasche et al. 2004, Nielsen 2009, Huch et Schäfer 2006).

An dieser Stelle sei erwähnt, dass mit dem Einsatz des synthetischen EPOs die Symptome der renalen Anämie generell abgemildert wurden. Berichte von Dialysepionieren aus den 70er und 80er Jahren des früheren Jahrhunderts zeichnen ein düsteres Bild jener Zeiten: Hb um 6-7 g/dl trotz regelmäßiger Transfusionen, häufige Angina pectoris und Reanimation an der Hämodialyse. Auch heute noch, die Pathophysiologie hat sich nicht geändert, kann ein sehr niedriger Hb oder ein drastischer Hb-Abfall bei entsprechender Prädisposition zu schweren kardialen Ereignissen führen.

Diagnostik (Klinik, Labor, weiterführende Diagnostik)

5. Diagnostik (Klinik, Labor, weiterführende Diagnostik)

Als **Grundprogramm** empfehle ich (☞ auch *Abb. 5.1*):

- **Anamnese:** Blutung? Entzündung? Knochenschmerzen (Myelom, ausgeprägter Hyperparathyreoidismus)? Essensgewohnheiten (vegetarisch/vegan ⇒ Vitamin-B_{12}-Mangel; wenig Grünes ⇒ Folsäuremangel); bei Immunsupprimierten Kontakt zu Ringelröteln (Parvovirus B19)? Einnahme von Protonenpumpenhemmern (darunter geringere Resorption von Eisen und Vitamin B_{12})
- **Labor:** Hb, MCH, MCV, absolute Retikulozyten, Ferritin, Transferrinsättigung, Vitamin B_{12}, Folsäure, LDH (Hämolyse), iFOBT, S-Kreatinin/eGFR, freie Leichtketten und Immunfixation im Serum (Myelom), iPTH (ausgeprägter Hyperparathyreoidismus), CRP; bei Immunsuppression zusätzlich Parvovirus-B19-PCR im Plasma

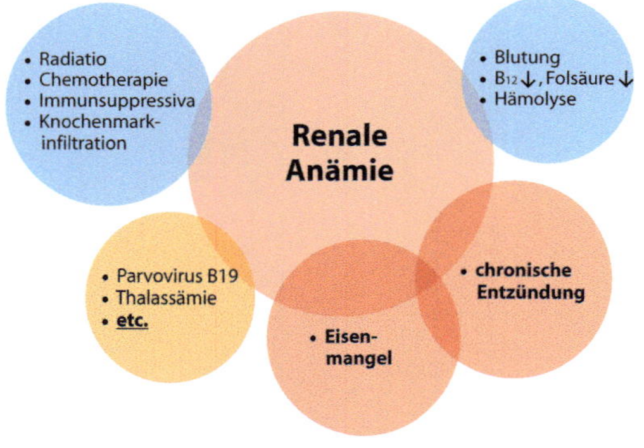

Abb. 5.1: Differenzialdiagnose (renale) Anämie.

Die reine renale Anämie ist normochrom-normozytär und hyporegenerativ, d.h. die Zahl der Retikulozyten ist relativ zu niedrig. Retikulozyten verbringen etwa die Hälfte ihrer Lebensspanne von 1 bis 5 Tagen im Knochenmark bzw. im peripheren Blut (☞ auch *Abb. 2.1*). Unter Anämie werden Retikulozyten frühzeitig ins periphere Blut ausgeschüttet, wo sie deshalb falsch hoch sind. Die absoluten Retikulozyten im peripheren Blut sind umso höher, je ausgeprägter die Anämie ist (☞ *Tab. 5.1*). Heimpel et al. haben dazu Normwerte berichtet (Heimpel et al. 2010). Demnach wäre bei einem Hämatokrit von 20 % die angemessene Anzahl an Retikulozyten über 250/nl. Retikulozyten unterhalb dieses Wertes wären folglich vereinbar mit einer Bildungsstörung, z.B. durch renale Anämie.

Normalwerte: 0,5-2,5 % oder 30-100/nl, abhängig vom Hämatokrit:	
Hämatokrit	Absolute Retikulozyten
normal	30-100/nl
35 %	150/nl
25 %	250/nl
<25 %	>250/nl

Erniedrigt bei:
Aregeneratorischer Anämie
• aplastischer Anämie • Zytostatika • Viruserkrankung • Knochenmarkinfiltration • renaler Anämie (ohne EPO)
Ineffektiver Erythropoese
• schwerem Eisenmangel • Folsäuremangel, Vitamin-B_{12}-Mangel • Hämoglobinopathien wie Thalassämien • myelodysplastischem Syndrom • Alkoholismus

Tab. 5.1: Retikulozyten im peripheren Blut (nach Heimpel et al. 2010).

Die Einschätzung des Eisenstatus ist eine Herausforderung. Etliche Parameter wurden dafür getestet, mit z.T. sehr unterschiedlichen Ergebnissen für die Testgüte. In der Praxis hat jeder Arzt seine persönlichen Favoriten. Am Ende sind diese jedoch nicht überzeugend valider als das herkömmliche Ferritin, das Eisen und die Transferrinsättigung, alle drei mit Fallstricken behaftet (☞ *Abb. 5.2*): Die Eisenspiegel schwanken zirkadian; Ferritin ist ein Akut-Phase-Protein, Transferrin ist ein negatives Akut-Phase-Protein, somit sind unter Entzündung Ferritin und TSAT falsch hoch (Werner et Odenthal 1969). Intravenöse Gabe von Eisen führt, je nach Dosis, zu falsch hohem Ferritin und falsch hoher TSAT, weshalb ein ein- bis zweiwöchiger Abstand zur Blutentnahme empfohlen wird. Die Aussagekraft alternativer Eisenparameter schwankt sehr von Studie zu Studie (Hackeng et al. 2004, Ritchie et al. 2002, Tessitore et al. 2001, Thomas et al. 2013). Jeder Behandler hat seinen bevorzugten Satz an Parametern, von denen jedoch jeder seine Tücken mit sich bringt, und den konventionellen, Ferritin und TSAT, nicht klar überlegen ist.

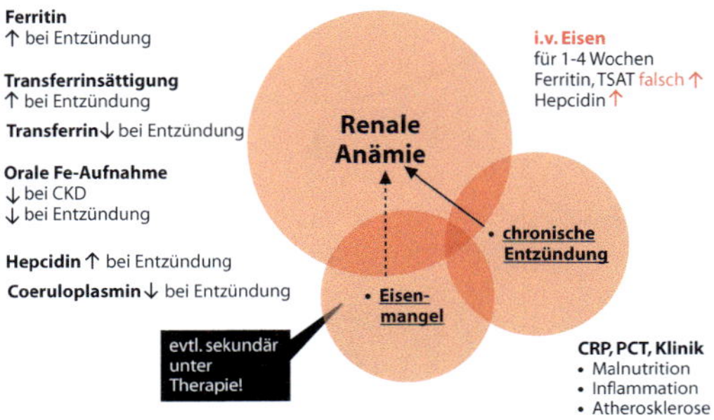

Abb. 5.2: Indikatoren für Eisenmangel, Störgrößen. Die Kombination von Malnutrition, Inflammation und Atherosklerose, das sog. MIA-Syndrom, ist mit einer besonders hohen Mortalität verbunden (Pecoits-Filho et al. 2002).

Aus ungeklärten Gründen ist der erythropoetische Eisenbedarf unter CKD viel höher als bei Nierengesunden. Die Translation von HIF-2alpha ist eisenabhängig, aber dies kommt nur zum Tragen bei einer Therapie mit HIF-Stabilisatoren, nicht jedoch mit synthetischem EPO.

Die Diagnose eines (absoluten) Eisenmangels ist bei CKD-Patienten wahrscheinlich, wenn Ferritin <100 µg/l und Transferrinsättigung (TSAT) <20 % sind. Viel schwieriger ist die Einschätzung von ausreichenden Eisenspeichern und somit die Entscheidung gegen die Gabe von Eisen. Weit verbreitet, in meinen Augen jedoch falsch, ist die Annahme ausreichender Eisenversorgung anhand eines Ferritins von >100 µg/l und einer Transferrinsättigung (TSAT) von >20 %. Ich finde in der Literatur keine Evidenz für solche Grenzwerte, zumindest nicht bei CKD-Patienten. Vielmehr gibt es erfahrungsgemäß nennenswerte Hb-Anstiege nach Gabe von i.v. Eisen selbst bei einem Ausgangs-Ferritin von 500 µg/l und mehr (Coyne et al. 2007 (DRIVE), Kapoian et al. 2008 (DRIVE-II).

Unter relativem Eisenmangel oder auch Eisenverwertungsstörung versteht man gut gefüllte Eisenspeicher (in der Leber und im retikuloendothelialen System, RES), von denen jedoch nicht genug Eisen an den Ort der Blutbildung gelangt. Klassischerweise ist das Ferritin hoch (z.B. 800 µg/l) und die TSAT (= das "Transporteisen") relativ niedrig (z.B. 20 %). Die Konstellation tritt oft auf bei Entzündung und daraus folgender Bildung von Hepcidin in der Leber. Hepcidin ist ein Peptidhormon (☞ ***Abb. 5.3***), welches auf Zielzellen den Eisentransporter Ferroportin herunterreguliert. An den Duodenal-Enterozyten führt das zu verminderter Resorption von enteralem Eisen, in Hepatozyten und RES-Zellen zu verminderter Freigabe von Eisen ans Blut (☞ ***Abb. 5.4***) (Coyne 2011, Zhang et al. 2009). Physiologisch soll Hepcidin vermutlich eine Eisenüberladung vermeiden. Dafür spricht, dass jede Gabe von Eisen (auch von oralem Eisen) zügig zu einem Anstieg des Hepcidins führt. Auf der anderen Seite hemmt jedwelche Erythropoese

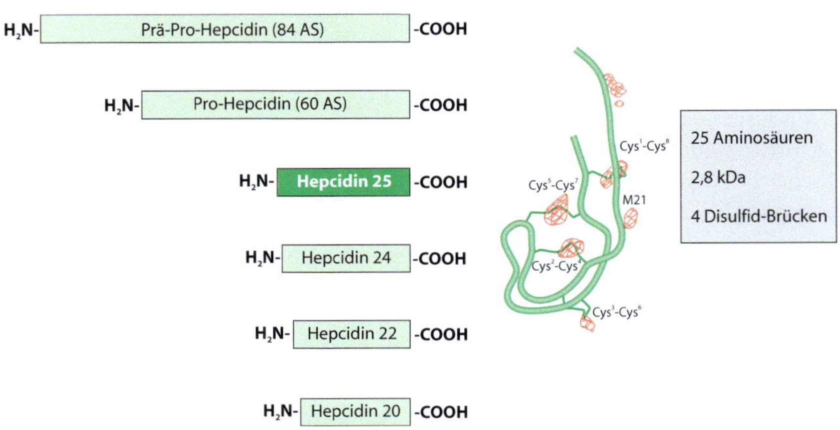

Abb. 5.3: Hepcidin: Struktur (nach Jordan et al. 2009).

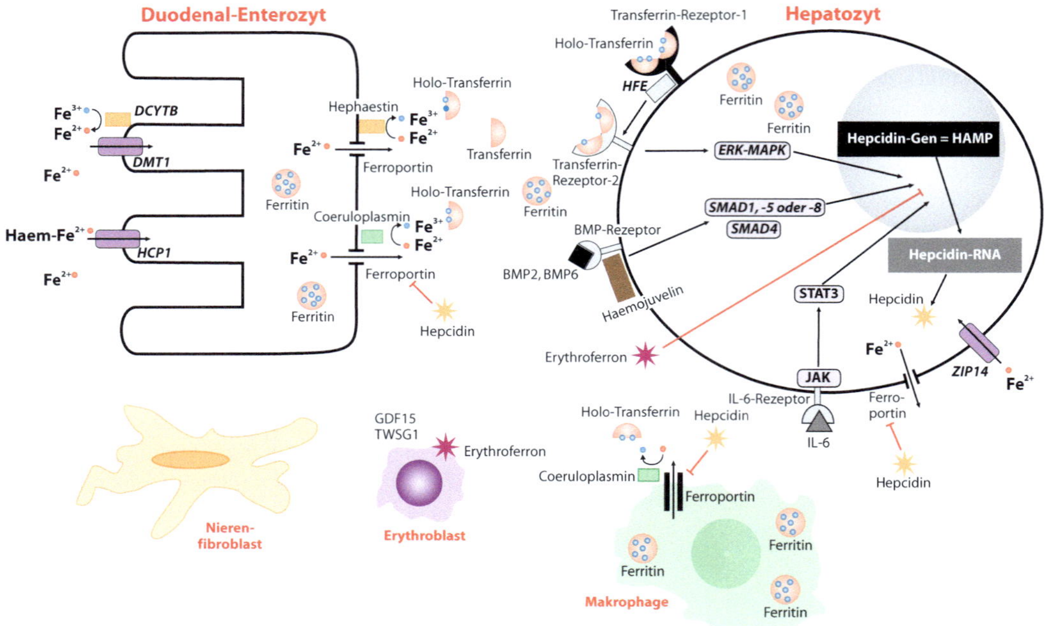

Abb. 5.4: Eisenhomöostase (nach Brissot 2021).
BMP = *Bone Morphogenic Protein*; DCYTB = Cytochrom (b)-Reduktase 1; DMT1 = *Divalent Cation Transporter 1*; GDF15 = *Growth Diferentiation Factor 15;* HCP1 = *Proton-coupled folate transporter;* TWSG1 = *Twisted gastrulation homolog protein 1*; SMAD = *Suppressor of Mothers against Decapentaplegic*; ERK = *Extracellular signal-regulated protein kinase*; MAPK = *Mitogen Activated Protein Kinase.*

Hepcidin, vermutlich über im Knochenmark produziertes Erythroferron. Die Bestimmung von Hepcidin im Plasma ist zurzeit noch keine Routinemethode, auch wenn sie von etlichen Laboren angeboten wird. Hepcidin besteht aus 25 Aminosäuren und wird durch Proteolyse in eine Serie von Fragmenten prozessiert, die durch die herkömmlichen Antikörper-basierten Teste nur schwer voneinander zu unterscheiden sind. Wenn, dann müsste man zur recht aufwendigen Massenspektrometrie greifen.

Am anderen Ende des Spektrums steht die Eisenüberladung mit Eisenspeicherung im Parenchym, besonders gefürchtet im Myokard. Dafür gibt es eine genetische Prädisposition, am häufigsten durch homozygote HFE (*High Fe*; Fe steht für Eisen; kodiert für das Hereditäre-Hämochromatose-Protein)-Mutation. Die Prävalenz der homozygoten HFE-Mutation ist bei Europäern, insbesondere bei Nordeuropäern, mit 1:400 bis 1:200 erstaunlich hoch, gemessen an der Seltenheit der Hämochromatose. Offensichtlich hat in diesem Fall auch die homozygote Mutation nur eine geringe Penetranz. Bei Hämochromatose verzeichnet man klassischerweise hohe Werte für Ferritin (weit über 1000 µg/l) und für TSAT (>90 %). Diese Parameter müssen bei Eisentherapie regelmäßig kontrolliert werden, um keine Hämochromatose zu riskieren.

Ich vermeide an dieser Stelle bewusst die Nennung von Zielwerten für Eisenparameter, denn ich finde, sie müssen individuell und je nach Verlauf gesetzt und evtl. angepasst werden.

Als **weiterführende, invasive Diagnostik**, stehen die Knochenmarkpunktion (bei Verdacht auf Myelom, Myelodysplasie oder sonstiger hämatologischer Erkrankung) und die gastrointestinale Endoskopie im Vordergrund. Meiner Erfahrung nach wird bei Patienten mit CKD und Anämie die Indikation zur Endoskopie in Deutschland recht großzügig gestellt. Zu bedenken ist die im Vergleich zu Nierengesunden etwa 10× höhere Rate von schweren periprozeduralen Komplikationen (absolut ca. 1,5 % bei elektiver Koloskopie). Deshalb ist es mir wichtig, an dieser Stelle die Epidemiologie und Studienlage zu behandeln.

Die häufigste bei kaukasischen CKD-Patienten **ohne klinische Blutung** endoskopisch entdeckte

"Blutungsquelle" (in Anführungszeichen gesetzt, denn als alleinige Ursache für eine ausgeprägte Anämie erscheint sie mir fraglich) ist im oberen Gastrointestinaltrakt die Entzündung (Ösophagitis, Gastritis, Duodenitis) und im unteren Gastrointestinaltrakt der Polyp. Studien aus Asien hingegen lassen vermuten, dass in diesem speziellen Patientenkollektiv Ulzera viel häufiger sind als bei Kaukasiern, was vermutlich die Prävalenz für Helicobacter pylori spiegelt.

Im Vergleich zu Nierengesunden ist das Risiko für kolorektale Neoplasien bei CKD höher, und die Malignome treten ca. 10-20 Jahre früher auf. Daher erscheint ein Neoplasie-Screening sinnvoll, fragt sich nur mit welchen Maßnahmen. Dazu liefert die multizentrische, prospektive DETECT-Studie (Wong et al. 2019) wichtige Informationen. Untersucht wurden 1706 überwiegend kaukasische Patienten im Alter von 35 bis 74 Jahren mit CKD-Stadien 3 bis 5. Alle erhielten einen iFOBT; in 21,6 % der Fälle war der iFOBT positiv, und die meisten dieser Patienten erhielten eine Koloskopie. Alle Patienten wurden 2 Jahre mindestens klinisch nachbeobachtet, einige erhielten in dieser Zeit weitere iFOBT-Teste und/oder Koloskopien. Eine Präkanzerose war definiert als jeder Polyp >1 cm Durchmesser, jeder villöse Polyp oder jeder Polyp mit Atypien. Über den gesamten Beobachtungszeitraum von 2 Jahren wurden bei 6 % der Patienten maligne kolorektale Neoplasien (Summe aus Karzinomen und Präkanzerosen) entdeckt. Der iFOBT hatte dafür eine Sensitivität von 0,9, eine Spezifität von 0,83, einen positiven prädiktiven Wert von 0,3 und einen negativen prädiktiven Wert von 0,99. Für das Karzinom alleine hatte der iFOBT eine Sensitivität von 1, eine Spezifität von 0,79, einen positiven prädiktiven Wert von 0,02 und einen negativen prädiktiven Wert von 1. Die Spezifität war etwas geringer in Dialysepatienten sowie bei Patienten mit Thrombozytenaggregationshemmern oder Dauerantikoagulation. Die Aussage der Studie wird etwas eingeschränkt durch den Umstand, dass nicht alle Patienten mit positivem iFOBT einer Koloskopie zugestimmt haben, und selbst bei einer Nachbeobachtung von 2 Jahren nicht auszuschließen ist, dass zumindest einige davon ein klinisch stummes kolorektales Karzinom trugen. Nichtsdestotrotz zeigt diese Studie, dass bei CKD-Patienten ein negativer iFOBT einen sehr hohen (nahe 1 liegenden) negativen prädiktiven Wert für kolorektale Karzinome hat.

Malignome des oberen gastrointestinalen Traktes sind bei CKD-Patienten nicht häufiger als bei Nierengesunden. Der iFOBT ist für eine obere gastrointestinale Blutung weniger sensitiv als für die untere gastrointestinale Blutung, vermutlich weil ein Teil des Hämoglobins im Dünndarm resorbiert wird.

Als Zwischenfazit ergibt sich aus meiner Sicht bei asymptomatischen, iFOBT-negativen Patienten mit normochrom-normozytärer renaler Anämie keine klare Indikation für eine Ösophagogastroduodenoskopie (ÖGD) oder Koloskopie. Wenn, dann würde ich bei vertretbarem periprozeduralen Risiko für eine Koloskopie plädieren. Anders steht es natürlich für Patienten mit anamnestischer oder klinischer Blutung oder mit Malignomhinweisen. Auch würde ich im Falle einer hypochrom-mikrozytären Anämie, in den meisten Fällen eine Eisenmangelanämie, auch unabhängig vom iFOBT eine Endoskopie anstreben (persönliche Meinung). Die glutensensitive Enteropathie ist weit verbreitet, oft oligosymptomatisch und führt häufig zu einer Eisenresorptionsstörung. Zur Sicherung der Diagnose muss der Patient mindestens Tage vor der Untersuchung glutenreich essen, und eine sog. tiefe Dünndarmbiopsie auf Zottenschwund untersucht werden. Spezielle Anforderungen an den Koloskopeur wären die Frage nach Anzeichen für eine Kolonischämie (klassischerweise im Sigma) und die Bitte um eine Kolonbiopsie zum Ausschluss einer Amyloidose (gerade chronische Dialysepatienten können eine isolierte Darmamyloidose mit Blutungsneigung entwickeln).

Differenzialdiagnostik

6. Differenzialdiagnostik

Eine chronische, normochrom-normozytäre Anämie bei einem Patienten mit CKD-Stadium 4 bis 5 ist wahrscheinlich eine renale Anämie – vorausgesetzt es liegen keine Anhaltspunkte für eine andere Anämieform vor (☞ auch ***Kap. 5. Diagnostik, Abb. 5.1***). Die folgende Liste enthält die wichtigsten Differenzialdiagnosen, die auch in Kombination mit renaler Anämie auftreten können:

- Mangel an Eisen, Vitamin B_{12} oder Folsäure
- Blutung (bzw. Blutverluste an Hämodialyse)
- Hämolyse (z.B. mechanische Belastung der Erythrozyten bei technisch schlecht laufender Hämodialyse, bei künstlichen Herzklappen)
- Myelodysplasie
- Multiples Myelom, sonstige maligne Knochenmarkinfiltration
- Aluminiumintoxikation (heutzutage sehr selten, z.B. durch jahrelangen Einsatz von aluminiumhaltigen Phosphatbindern)
- Urämie, unzureichende Dialysance
- ausgeprägter Hyperparathyreoidismus mit Osteitis fibrosa
- Thalassämie
- Parvovirus-B19-Infekt (*Pure Red Cell Aplasia*)
- Anämie des chronisch Kranken
- Entzündungsanämie (z.B. bei Dialyse über Katheter)
- Tumoranämie
- Anämie durch Chemotherapie oder Bestrahlung
- Anämie durch Immunsuppressiva (z.B. durch Proliferationshemmer wie Azathioprin oder Mycophenolat)
- neutralisierende EPO-Antikörper

Therapie

7. Therapie

Abb. 7.1 gibt einen historischen Überblick. Die renale Anämie ist definitionsgemäß ein relativer Mangel an EPO, also liegt es nahe, diesen Mangel durch Zufuhr von EPO-Ersatz, von sogenannten Erythropoese-stimulierenden Agenzien (ESAs), zu beheben (☞ *Tab. 7.1*). Zur Wahrheit gehört aber auch, dass der Eisenbedarf bei renaler Anämie viel höher ist als bei Nierengesunden. ***Abb. 7.2*** liefert einen Überblick der Körpereisenspeicher. Renale Anämie und relativer Eisenmangel gehen praktisch Hand in Hand. Über die Nahrung (☞ *Tab. 7.2*) ist der erhöhte Eisenbedarf von Nierenkranken kaum zu decken. Die Bioverfügbarkeit oraler Eisenpräparate liegt bei Nierengesunden im Bereich unter 10 % (☞ *Tab. 7.3*), bei CKD-Patienten noch niedriger. Moderne intravenöse Eisenformulierungen (☞ *Tab. 7.4*) – insbesondere die "Nicht-Dextrane"– haben sich in RCTs als wirksam und sicher erwiesen. Der Bedarf an i.v. Eisen pro Patient liegt schätzungsweise bei 1000 mg alle 6 bis 12 Monate. Auf der anderen Seite müssen Patienten, Personal und Ärzte für eine intravenöse Gabe von Eisen relativ hohe organisatorische, technische und emotionale Hürden überwinden. Schriftliche Aufklärung ist Pflicht, und die Aufklärungsgespräche sind in der Regel aufwendig. Wenn sich allerdings alle Beteiligten auf eine i.v. Eisengabe einigen, steigt sehr oft der Hb auch ohne ESAs bzw. die ESA-Dosis kann reduziert werden, in meinen Augen ein Erfolg, denn ESA-Nebenwirkungen sind sehr wahrscheinlich dosisabhängig.

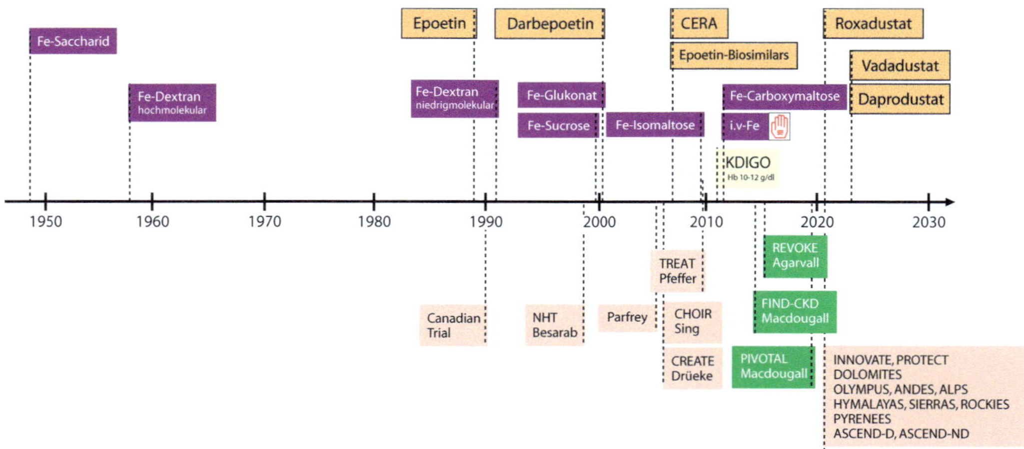

Abb. 7.1: Geschichtlicher Überblick. Zulassung von i.v. Eisenpräparaten (lila untermalt); Zulassung von ESAs bzw. HIF-Stabilisatoren (orange untermalt); Studien zu ESAs bzw. HIF-Stabilisatoren (rosa untermalt); Studien zu i.v. Eisen (grün untermalt).

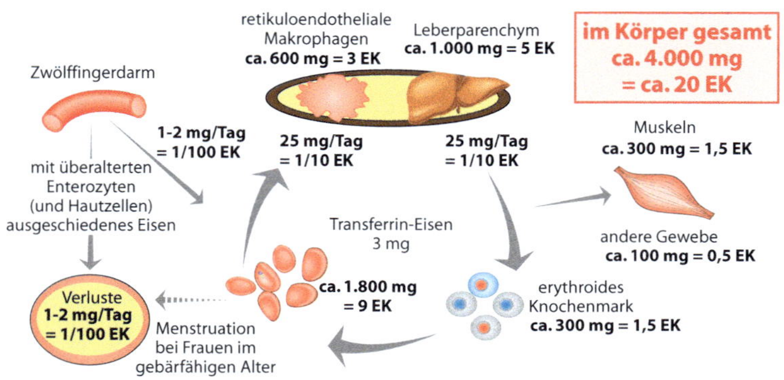

Abb. 7.2: Eisenspeicher des Organismus in mg und in EK-Äquivalenten (1 EK = ca. 200 mg Fe) (mod. nach Stein et al. 2009).

	1. Generation ESA		2. Generation ESA			Biosimilars		
INN	Epoetin alfa	Epoetin beta	Darbepoetin alfa	CERA	Peginesatide*	Epoetin alfa	Epoetin zeta	Epoetin theta
Werk-Kürzel						HX575	SB309	XM01
Handelsname	Epogen Eprex Erypo	NeoRecor-mon	Aranesp	Mircera	Hematide	Binocrit Abseamed Epoetin alfa hexal	Retacrit Silapo	Eporatio Biopoin
Hersteller	Amgen Johnson & Johnson	Roche	Amgen	Roche	Affymax Takeda	Sandoz/ Novartis Hexal	Hospira Stada	Ratiopharm Teva
Zulassung EU	1988	1990	2001	2007	-	2007	2007	2009
Chemie Aminosäuren Glykosylgruppen MG Sonstiges	 165 4 ~30 kD	 165 4 ~30 kD	 165 6 ~37 kD	 165 4 ~60 kD PEG-konj.	 2 × 21 0 ~50 kD synthetisch PEG-konj.	 165 4 ~30 kD	 165 4 ~30 kD	 165 4 ~30 kD
Sialinreste	max. 14	max. 14	max. 22	max. 14	0	max. 14	max. 14	max. 14
HWZ i.v. (h)	6-9	6-9	25	134	33-77	6-9**	6-9**	6-9**
HWZ s.c. (h)	20-25	20-25	49	139	~50	20-25**	20-25**	20-25*
Bioverfügbarkeit s.c./i.v. [%]	20-40	20-40	37	52	~40	20-40**	20-40**	20-40**

Tab. 7.1: Erythropoiese-stimulierende Agenzien (ESAs). Nach Rosenberger C 2022.
HWZ: Halbwertszeit im Blut; C.E.R.A: *Continuous Erythropoietin Receptor Activator*; INN: *International Non-proprietary Name*; MG: Molekulargewicht; PEG-konj.; mit Polyethylen-Glykol konjugiert;
*: in den USA zugelassen und aufgrund von schwerer Unverträglichkeitsreaktionen vom Markt genommen; **: extrapoliert von Erstgeneration-ESAs.

Nahrungsquelle	Eisengehalt (mg/100 g)
Schweineleber	22,1
Kakaopulver	10,0
Sojabohnen	8,6
Kalbsleber	7,9
Sonnenblumenkerne	6,3
Leberwurst	5,3
Haferflocken	4,6
Spinat	4,1
Rindfleisch	3,2
Schweinefleisch	3,0

Tab. 7.2: Eisengehalt von Lebensmitteln (mod. nach Hastka et al. DGHO Leitlinie 2011).

Präparat	Resorptionsrate ohne Inflammation
Fe (II), *quick release*	
Ascofer 100 mg	7,6 mg
Eryfer 100 mg	7,7 mg
Spartocine 100 mg	7,0 mg
Fe (II), *slow release*	
Ferro sanol duodenal 100 mg	6,6 mg
Kendural C 105 mg	4,5 mg
Tardyferon 80 mg	3,4 mg
Fe (II)-Brausetabletten	
Lösferron 80 mg	3,1 mg

Tab. 7.3: Eisenaufnahme aus Eisentabletten (täglich) (mod. nach Heinrich 1986).

7.1. Zuerst Eisen (intravenös)?

Die Symptome von Eisenmangel und Anämie überlappen sich: Schwindel, Abgeschlagenheit, Kopfschmerzen, Müdigkeit, Infektanfälligkeit, Erschöpfbarkeit, Konzentrationsstörung, Kurzatmigkeit, kognitive Dysfunktion, Reizbarkeit (☞ *Abb. 4.1*). Die Eisenaufnahme erfolgt über den Dünndarm, genauer gesagt über das Duodenum (☞ *Abb. 5.4*). Das Körpereisen wird nur über die Aufnahme reguliert, denn es gibt keine gesteuerte Eisenausscheidung. Enterozyten speichern zwar Eisen als Ferritin, und die physiologische Abschilferung von Enterozyten ist zwar einem Eisenverlust gleichzusetzen (☞ *Abb. 7.2*), dieser erfolgt jedoch nicht nach Bedarf. Die Eisenaufnahme wird durch Hepcidin (Akronym für hepatisches bakterizides Protein) gesteuert (☞ *Abb. 5.3*). Die (geringe, *in vitro*) bakterizide Wirkung verhalf Hepcidin zwar zu seinem Namen, ist aber *in vivo* sehr wahrscheinlich zu vernachlässigen. Die Hauptwirkung des Hepcidins ist die Verhinderung einer Eisenüberladung über die Herunterregulation des Eisentransporters Ferroportin in der basolateralen, also blutseitigen Membran der Enterozyten. Somit wird das Eisen der Enterozyten nicht an das Blut abgegeben, sondern nach deren Abschilferung mit dem Stuhl ausgeschieden. Ein Anstieg des Plasma-Eisens und eine systemische Entzündung sind die wichtigsten Stimulatoren der Hepcidinproduktion. Erythroblasten produzieren Erythroferron, welches die Hepcidinbildung hemmt. Deshalb führt eine ineffektive Blutbildung, wie z.B. beim myelodysplastischen Syndrom oder bei einer Reifungsstörung (z.B. bei Alkoholismus) zu einer Zunahme der Erythroblasten, vermehrtem Erythroferron und zu vermindertem Hepcidin mit Eisenüberladung. Letztere kann die Erythropoese hemmen; durch Eisenchelatoren kann der Hb bei myelodysplastischen Syndrom angehoben werden. Aus Sicht des Hämatologen ist oft Hepcidinmangel das Problem. Ganz anders in der Nephrologie: Hier führt oft eine systemische Entzündung zu hohem Hepcidin, verminderter Eisenaufnahme und verstärkter renaler Anämie. Zugegeben, es ist nicht einfach, zwischen erwünschten und unerwünschten Hepcidineffekten zu unterscheiden. Hepcidin, als relativ kleines Molekül, wird renal frei filtriert und passiert auch die Dialysemembran. Nach einer Dialysesitzung fällt das Plasma-Hepcidin ab, steigt aber innerhalb weniger Stunden wieder auf das Prädialyseniveau. Pharmakologische Hepcidinantagonisten sind in Phase-II-Studien getestet, sind kurzfristig sehr effektiv (Anstieg der Transferrinsättigung von ca. 20 % auf ca. 90 % innerhalb von 24 h) und mittelfristig sicher (keine schweren Nebenwirkungen innerhalb von Wochen) (☞ *Abb. 7.3*). Nach einmaliger Gabe ist jedoch innerhalb von Tagen ein Wiederanstieg des Plasma-Hepcidins, sogar über Ausgangsniveau zu verzeichnen. Wenn, dann müssten Hepcidinantagonisten wiederholt verabreicht werden. Vereinfacht ist Hepcidin der Freund des Hämatologen und der Feind des Nephrologen.

Eisenkomplex	Eisen (III)-carboxy-maltose	Eisen (III)-hydroxid-Sucrose-Komplex	Eisen (III)-natrium-D-gluconat-hydroxid-oxid-Komplex	Eisen (III)-hydroxid-Sucrose-Komplex	Eisen (III)-hydroxid-Dextran-Komplex	Eisen (III)-Deriso-maltose
Generation	III	II	II	II	I	III
Eigenschaften						
Dextran-basiert	nein	nein	nein	nein	ja	ja
Molekular-gewicht (kDa)	150	43,3	37,5	34-60	165	150
Anwendung [a]						
Maximaldosis/ Infusion	1.000 mg (20 mg/kg KG) [b]	500 mg [g]	62,5 mg	500 mg [g]	20 mg/kg KG [c]	20 mg/kg KG
Minimale Infusionsdauer bei max. Einzeldosis [d]	15 min	210 min	20-30 min	210 min	240-360 min	>15 bzw. 30 min [e]
Maximale Einzeldosis bei Injektion	1.000 mg (200 mg) [f]	200 mg	62,5 mg	200 mg	200 mg	500 mg
Minimale Injektionsdauer bei max. Einzeldosis [d]	15 min (Bolus)	10 min	k.A.	10 min	20 min	2 min

Tab. 7.4: Eisenaufnahme über i.v. Eisenpräparate.

a: Fachinformation [Ferinject®, Venofer®, Ferrlecit®, FerMed®, CosmoFer®, MonoFer®] in der jeweils gültigen Fassung beachten!

b: Hb-Wert ≥14 g/dl bzw. 8,7 mmol/l: Initialdosis 500 mg; KG <35 kg: kumulative Maximaldosis 500 mg; maximale Dosis: 20 mg/kg KG (Infusion) bzw. 15 mg/kg KG (Injektion) bei maximal 1.000 mg pro Applikation und Woche; maximale Dosis pro Tag in der Hämodialyse: 200 mg. Fachinformationen Ferinject® 50 mg Eisen/ml in der jeweils gültigen Fassung.

c: CosmoFer®: Eine intravenöse Verabreichung der Gesamtdosisinfusion sollte nur im Krankenhaus durchgeführt werden. Fachinformationen CosmoFer® in der jeweils gültigen Fassung.

d: Erforderliche Nachbeobachtungszeit nach Applikation für alle i.v. Eisenpräparate: 30 Minuten.

e: MonoFer®: Dosen bis zu 1.000 mg müssen über 15 Minuten infundiert werden. Dosen >1000 mg müssen über 30 Minuten infundiert werden. Fachinformationen MonoFer® in der jeweils gültigen Fassung.

f: Maximale Dosis 15 mg/kg KG (Injektion) bei maximal 1.000 mg pro Applikation und Woche, maximale Dosis pro Tag in der Hämodialyse: 200 mg. Fachinformationen Ferinject® 50 mg Eisen/ml in der jeweils gültigen Fassung.

g: Bei Patienten mit KG ≤70 kg maximal 7 mg Eisen/kg KG.

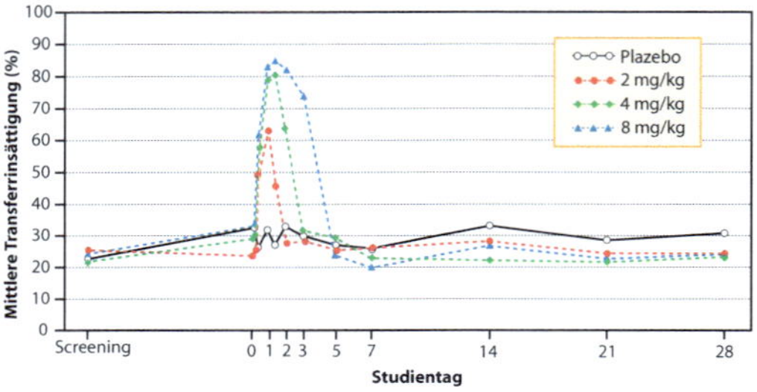

Abb. 7.3: Hepcidin-Inhibition bei Dialysepatienten (nach Renders et al. 2019).

In dieser Phase-I-Studie wurde PRS-080#22 einmalig i.v. verabreicht, ein Anticalin, das so verändert wurde, dass es spezifisch Hepcidin bindet. Aus nicht ganz geklärten Gründen haben CKD-Patienten im Vergleich zu Nierengesunden einen höheren Eisenbedarf. Aufgrund des erhöhten Hepcidins ist bei CKD-Patienten die orale Eisenaufnahme gestört. Eisenhaltige Nahrungsmittel (z.B. Schweineleber, Kakao; ☞ *Tab. 7.2*) oder Eisentabletten (☞ *Tab. 7.3*) vermögen diesen Bedarf nur sehr langsam und in der Regel nur unzureichend zu decken. So ist die biologische Verfügbarkeit oraler Eisenpräparate auch ohne systemische Inflammation unter 10 %. Daher ist der Einsatz von Eisen i.v. bei CKD-Patienten m.E. zu bevorzugen.

7.2. Eisen i.v. bei Herzinsuffizienz ± CKD?

CKD-Patienten leiden oft an einer Herzinsuffizienz, meist an einer diastolischen Herzinsuffizienz. Moliner et al. (Moliner et al. 2017) (☞ *Abb. 7.4*) zeigten in einer europäischen epidemiologischen Studie, dass bei Herzinsuffizienz-Patienten (LVEF im Mittel 38 %, davon ca. 30 % mit LVEF >45 %) mit leicht eingeschränkter eGFR (ca. 70 ml/min) das Überleben mit dem "Eisenstatus" korreliert: absteigendes Überleben für Ferritin >100 µg/l + TSAT >20 %, Ferritin <100 µg/l + TSAT >20 %, Ferritin <100 µg/l + TSAT <20 % und schließlich Ferritin >100 µg/l + TSAT <20 %. Die Daten erinnern an die Korrelation zwischen Hb und Überleben (☞ *Abb. 3.2*). Aber während die Steigerung des Hb durch ESAs keine Verbesserung harter kardiovaskulärer Endpunkte erzielt (☞ *Tab. 3.1* + *Abb. 3.5*), wird dies erreicht durch Eisen i.v.! Patienten mit **systolischer** Herzinsuffizienz profitieren von Eisen i.v. (weniger Hospitalisierungen wegen Herzinsuffizienz) selbst bei "Normalwerten" für Nierenfunktion, Hb, Ferritin, Transferrinsättigung (Ponikowski et al. 2015) (☞ *Abb. 7.5*). Die kardiologischen Leitlinien empfehlen für diese Patienten Eisen i.v. und sprechen sich ausdrücklich gegen Eisen oral aus. Ob auch Patienten mit diastolischer Herzinsuffizienz, ob mit oder ohne CKD, von Eisen i.v. profitieren, ist hingegen nicht klar. Einen Hinweis liefert die PIVOTAL-Studie an Hämodialysepatienten, die durch eine großzügigere Gabe von Eisen i.v. signifikant weniger MACE+ (Kombination aus Tod, nichttödlichem Myokardinfarkt, nichttödlichem Schlaganfall und Hospitalisierung wegen Herzinsuffizienz) verzeichneten (☞ *Abb. 3.3*) (Macdougall et al 2019). Der günstige Effekt schlug sich vor allem auf die Hospitalisierungen wegen Herzinsuffizienz nieder. Die linksventrikuläre Ejektionsfraktion wurde in der PIVOTAL-Studie nicht untersucht, es ist jedoch anzunehmen, dass die Mehrzahl der Studienteilnehmer eine diastolische Dysfunktion hatten. Als Einschränkung sei erwähnt, dass PIVOTAL eine offene Studie war, und unter diesem Design ein Einfluss der Untersucher auf die Hospitalisierungsrate nicht ausgeschlossen werden kann.

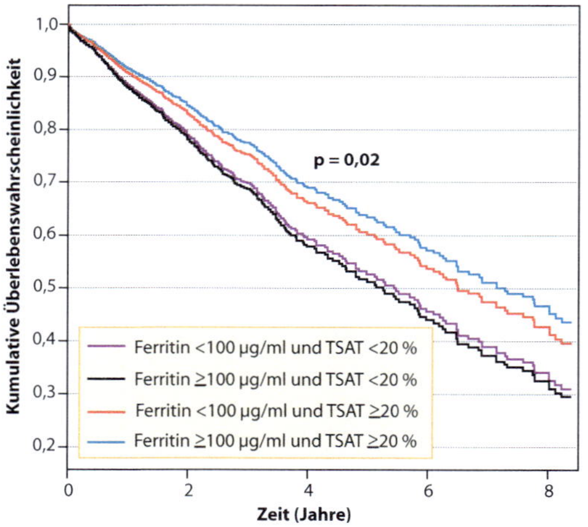

Abb. 7.4: Überleben bei Herzinsuffizienz je nach Eisenparametern (nach Moliner et al. 2017).

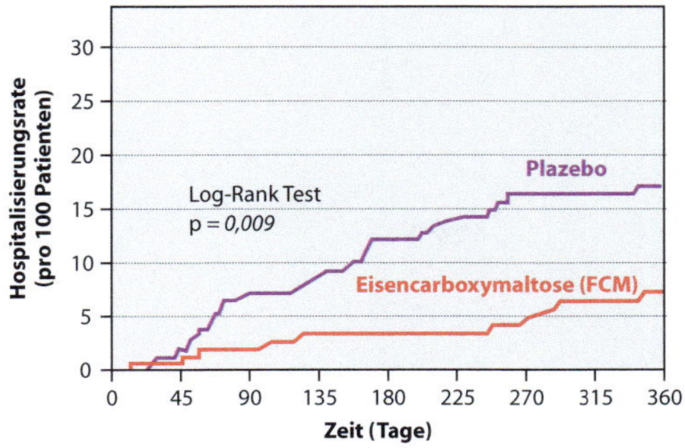

Plazebo	151	138	127	117	78
FCM	150	140	131	126	77

Abb. 7.5: i.v. Eisen senkt Hospitalisierungen wegen Herzinsuffizienz (nach Ponikowski et al. 2015).

7.3. Welche Therapien stehen zur Verfügung?

- Eisen (i.v., p.o.) (☞ *Tab. 7.3 + 7.4*)
- konventionelle ESAs: Epoetin alfa, Epoetin beta, Epoetin Biosimilars, Darbepoetin alfa, pegyliertes Epoetin beta (*Continuous Erythropoietin Receptor Activator*, CERA) (☞ *Tab. 7.1*)
- "neue Generation ESAs" (HIF-Stabilisatoren; in Europa Roxadustat für Dialyse- und Nichtdialysepatienten zugelassen, Vadadustat und Daprodustat nur für Dialysepatienten zugelassen, Daprodustat nicht vermarktet; in den USA nur Daprodustat und nur für dialysepflichtige CKD-Patienten zugelassen)
- Bluttransfusion (*ultima ratio*)

7.4. Was sind die (erreichbaren) Ziele der Behandlung?

Harte kardiovaskuläre Endpunkte werden durch i.v. Eisen gesenkt (PIVOTAL, ☞ *Abb. 3.3*), nicht jedoch durch konventionelle ESAs (☞ *Tab. 3.1 + Abb. 3.5*) oder HIF-Stabilisatoren (☞ *Tab. 7.5 + 7.6*). Alle drei Therapien steigern die Lebensqualität und verhindern Bluttransfusionen.

7.5. Was sind die wichtigsten Nebenwirkungen von oralen Eisenpräparaten?

- gastrointestinale Symptome (z.B. Dyspepsie, Obstipation, Diarrhoe)
- Medikamenteninteraktion im Gastrointestinaltrakt

7.6. Kann ein orales Eisenpräparat auch als Phosphatbinder eingesetzt werden?

Ja, Fe^{3+}-Citrat (Auryxia® in den USA; in Europa nicht zugelassen) wirkt doppelt, als Eisenlieferant und Phosphatbinder (Block et al. 2014).

7.7. Was sind die wichtigsten Nebenwirkungen von i.v. Eisenpräparaten ("Nicht-Dextranen")?

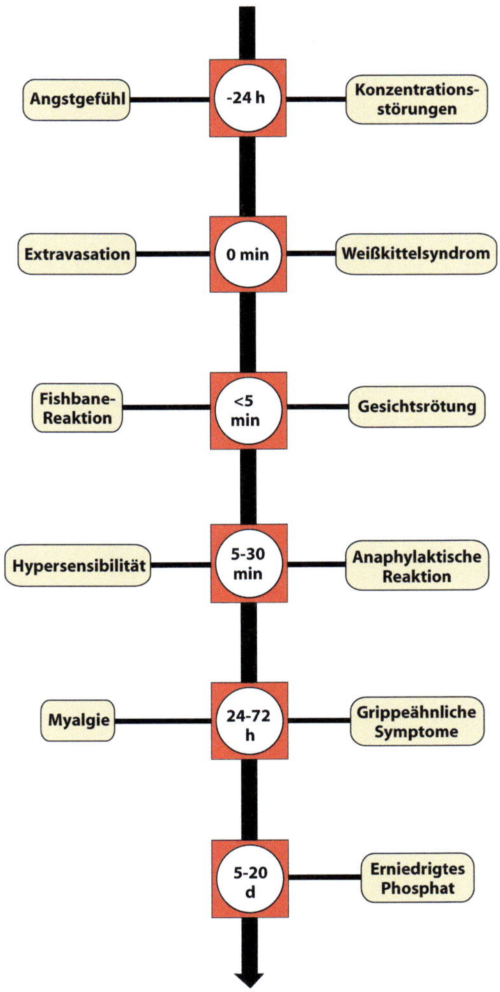

Abb. 7.6: Nebenwirkungen von i.v. Eisen (nach Richards et al. 2021).

Studie	ASCEND-D	INNOVATE	PYRENEES	HIMALAYAS	ROCKIES	SIERRAS	gepoolt	gepoolt
Erstautor	Singh	Eckardt	Csiky	Provenzano	Fishbane	Charytan	Barratt	Provenzano
Publikation	NEJM 2021	NEJM 2021	Adv Ther 2021	NDT 2021	JASN 2021	KIReports 2021	Adv Ther 2021	KIReports 2021
Interventionsarm								
	Daprodustat	Vadadustat	Roxadustat	Roxadustat	Roxadustat	Roxadustat	Roxadustat	Roxadustat
Vergleichsarm								
Epoetin IE/kg × Wo.	75		86	122 bzw. 137	115	ca. 300	n.b.	n.b.
Darbepoetin µg/kg × Wo.		0,25	0,3					
DD-/NDD-CKD	DD	DD	DD	inzidente DD	DD	DD	DD	inzidente DD
Alter (Jahre)	58	58	62	54	54	58	56	54
ESA-Intervall	3/Wo.	1/Wo.	n.b.	3/Wo.	3/Wo.	3/Wo.	3/Wo.	3/Wo.
Beobachtungszeit (Mo.)	30	14,4	23,8	19,5 / 22,1	20,6 / 23,2	20,3 / 24,6	n.b.	16,8 / 19,2
N	2964	3923	836	1043	2133	741	4714	760 / 770
Ferritin basal (µg/l)	600	500	1500	440	555	950	n.b.	n.b.
TSAT basal (%)	33	35	33	27	36	33	n.b.	n.b.
i.v. Fe-Gabe (mg/Wo.) Mittelwert	21,2 / 23,3	n.b.	5 / 12,5	13,6 / 20,7	59 / 91	4 / 8,6	n.b.	n.b.
i.v. Fe-Gabe (mg/Wo.) Median	n.b.	n.b.	n.b.	0 / 43	n.b.	n.b.	n.b.	n.b.
Anteil Patienten mit i.v. Fe-Gabe (%)	64,3 / 63,8	n.b.	25,2 / 56	n.b.	n.b.	n.b.	n.b.	n.b.
Diabetiker (%)	41	45	28	39	40	68	n.b.	41
Todesrate / 100 Patientenjahre	6,6 / 6,3	7,5 / 7,5	9,5 / 7	7,4 / 6,2	9 / 8,9	9,9 / 7,6	11,3 / 11,7	4,7 / 5,8

Tab. 7.5: Phase-III-Studien zu HIF-Stabilisatoren an Dialysepatienten. DD = *Dialysis-Dependent* = Dialysepatienten; n.b. = nicht berichtet; NDD = *Non-Dialysis-Dependent* = Nichtdialysepatienten; TSAT = Transferrinsättigung; Erscheinen in einem Kästchen zwei Zahlen, so bezieht sich die linke auf den Behandlungsarm und die rechte auf den Kontrollarm.

Studie	PROTECT	ASCEND-ND	DOLOMITES	OLYMPUS	ALPS	ANDES	gepoolt
Erstautor	Chertow	Singh	Barratt	Fishbane	Shutov	Coyne	Proven-zano
Publikation	NEJM 2021		NDT 2021	JASN 2021	NDT 2021	KIReports 2021	CJASN 2021
Interventionsarm							
	Vada-dustat	Daprodustat	Roxadustat	Roxadustat	Roxa-dustat	Roxa-dustat	Roxadustat
Vergleichsarm							
Epoetin IE/kg × Wo.				Plazebo	Plazebo	Plazebo	Plazebo
Darbepoetin µg/kg × Wo.	0,25	0,2	0,45/Wo., 0,75/2Wo.				
DD-/NDD-CKD	NDD	NDD	NDD	NDD	NDD	NDD	NDD
Alter (Jahre)	66	67	66	61	62	66	62 / 63
ESA-Intervall	1/Wo.	1/Wo. bis 1/4 Wo.	1/Wo.; 1/2Wo.				19,2 / 14,4
Beobachtungs-zeit (Mo.)	20,5	22,8	23,5	20,8 /14,6	13,8 / 11,9	22,1 / 12	2386 / 1884
N	3476	3872	616	2781	594	922	n.b.
Ferritin basal (µg/l)	370	270	380	240	550	300	n.b.
TSAT basal (%)	30	30	23	30	26	26	n.b.
i.v. Fe-Gabe (mg/Wo.) Mittelwert	n.b.	n.b.	8,1 / 16,3	n.b.	n.b.	n.b.	n.b.
i.v. Fe-Gabe (mg/Wo.) Median	n.b.	n.b.	n.b.	n.b.	n.b.	n.b.	n.b.
Anteil Patienten mit i.v. Fe-Gabe (%)	n.b.	15 / 14	6,2 / 12,7	0,2 / 0	8,4 / 9,4	2,5 / 4,9	n.b.
Diabetiker (%)	63	56	33	54	35	65	56 / 58
Todesrate / 100 Patientenjahre	10,7 / 10,3	6,8 / 7,0	4,7 / 5,4	9,6 / 8,4	9,9 / 9,9	n.b.	8,3 / 8,1

Tab. 7.6: Phase-III-Studien zu HIF-Stabilisatoren an Nichtdialysepatienten. DD = *Dialysis-Dependent* = Dialysepatienten; n.b. = nicht berichtet; NDD = *Non-Dialysis-Dependent* = Nichtdialysepatienten; TSAT = Transferrinsättigung; Erscheinen in einem Kästchen zwei Zahlen, so bezieht sich die linke auf den Behandlungsarm und die rechte auf den Kontrollarm.

Fe-Carboxymaltose ⇒ klinische Studien (6.755 Patienten) + Erfahrung nach Markteinführung:
• Übelkeit (3,1 %) • Kopfschmerz • Schwindel • Hypertonie

Tab. 7.7: Nebenwirkungen von i.v. Eisen (nach Fachinformation Ferinject® 50 mg Eisen/ml ☞ vergleiche aktuelle Fassung!).

- "Unverträglichkeits"-Reaktion (vermutlich keine Allergie, eher eine Komplementaktivierung); zur Einteilung von anaphylaktischen Reaktionen ☞ *Tab. 7.8*
- Fishbane-Effekt: selbstlimitierende Gesichtsrötung und Kopfschmerz, in den ersten 5 Minuten nach Start der Infusion
- selbstlimitierendes allgemeines Krankheitsgefühl, Fieber, Gliederschmerzen, ca. 1-3 Tage nach der Infusion
- bei einigen Präparaten (z.B. bei Eisencarboxymaltose) Hypophosphatämie (durch Steigerung von *Fibroblast Growth Factor-23*, FGF-23), ca. 1-3 Wochen nach Infusion (Wolf et al. 2018)

Ein erhöhtes Risiko für anaphylaktische Reaktionen besteht bei:
• bekannter Arzneimittelallergie • Autoimmunerkrankung • Asthma bronchiale • Ekzemen • Atopie i.v. Eisen ist im 1. Trimenon kontraindiziert!

7.8. Wie ist das Hämochromatose-Risiko unter i.v. Eisengabe?

Moderne i.v. Eisenpräparate wie Fe-Carboxymaltose erzielen innerhalb von Stunden nach Applikation eine hohe Konzentration im Knochenmark. Eine Speicherung in der Leber ist szintigraphisch ebenfalls nachweisbar, vor allem in der ersten halben Stunde, nimmt jedoch in den Folgestunden deutlich ab (☞ *Abb. 7.7*). Hämochromatose, also eine Eisenüberladung in parenchymatösen Organen (z.B. in Herz, Leber, Pankreas, Milz) ist eine seltene jedoch ernstzunehmende Nebenwirkung von i.v. Eisenpräparaten. Dafür gibt es eine genetische Prädisposition, bei Europäern, insbesondere bei Nordeuropäern die HFE-Mutation. Eine genetische Testung vor Therapiebeginn wird nicht

Grad	Haut- und subjektive Allgemeinsymptome	Abdomen	Respirationstrakt	Herz-Kreislauf
I	• Juckreiz • Flush • Urtikaria • Angioödem	–	–	–
II	• Juckreiz • Flush • Urtikaria • Angioödem	• Übelkeit • Krämpfe • Erbrechen	• Rhinorrhö • Heiserkeit • Dyspnoe	• Tachykardie (Anstieg >20/min) • Hypotension (Abfall >20 mmHg systolisch) • Arrhythmie
III	• Juckreiz • Flush • Urtikaria • Angioödem	• Erbrechen • Defäkation	• Larynxödem • Bronchospasmus • Zyanose	• Schock
IV	• Juckreiz • Flush • Urtikaria • Angioödem	• Erbrechen • Defäkation	• Atemstillstand	• Kreislaufstillstand

Tab. 7.8: Klassifikation anaphylaktischer Reaktionen (nach Worm et al. 2014).

empfohlen. Eine periodische (z.B. quartalsweise) Bestimmung von Ferritin und TSAT ist unter i.v. Eisentherapie obligat, um frühzeitig eine Eisenüberladung zu erfassen. Letztere ist jedoch, speziell bei CKD-Patienten, nicht klar definiert. Auf Störquellen wie systemische Infekte/Entzündungen und auf ein ausreichendes Intervall zur letzten i.v. Eisengabe (mindestens eine, am besten 2 Wochen, je nach Eisendosis) ist zu achten. Einzelwerte sind weniger aussagefähig als ihre Entwicklung. Patienten mit Hämochromatose haben typischerweise eine TSAT von über 90 %. Solche Werte erreichen, jedoch nur vorübergehend, auch CKD-Patienten unter systemischen Infekten. Die Diagnose der parenchymatösen Eisenüberladung kann nichtinvasiv mittels MRT gestellt werden.

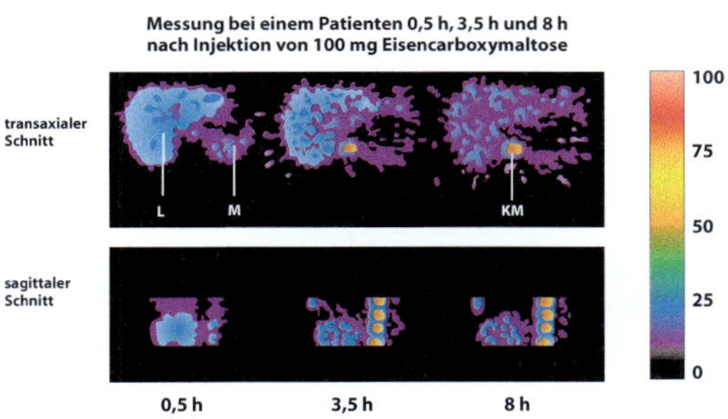

Abb. 7.7: Wo landet das i.v. Eisen? (mod. nach Beshara et al. 2003). KM = Knochenmark; L = Leber; M = Milz.

7.9. Auf Thrombozytose als mögliche Folge eines Eisenmangels achten!

Erythro- und Thrombopoese entwickeln sich aus einer gemeinsamen, bifunktionalen Stammzelle, die sich, je nach Verfügbarkeit von Eisen entweder in Richtung rote Reihe (bei guter Eisenverfügbarkeit) oder Thrombozyten (bei Eisenmangel) entwickelt. Thrombozytose ist ein (nicht sehr spezifisches) Zeichen für Eisenmangel (Streja et al. 2008). Unter ESA-Therapie steigt die Thrombosegefahr, erst recht unter zusätzlicher Thrombozytose. Ist die Thrombozytose durch Eisenmangel, ggf. durch einen relativen Eisenmangel, verursacht, so fallen die Thrombozyten nach i.v. Eisengabe. Vor dem Start einer ESA-Therapie ist auf eine mögliche Thrombozytose zu achten.

7.10. Welches konventionelle ESA ist zu bevorzugen?

Alle drei konventionellen ESAs, Epoetin, Darbepoetin und CERA (☞ *Tab. 7.1*), aktivieren den klassischen (homodimeren) EPO-Rezeptor wie auch den heterodimeren EPO-Rezeptor. Die Affinität zum Rezeptor ist umgekehrt proportional zur Halbwertszeit. Je mehr Sialingruppen das ESA enthält, umso geringer ist die Affinität zum EPO-Rezeptor und umso länger ist die Halbwertszeit. So hat Darbepoetin im Vergleich zu Epoetin 2 zusätzliche Glykosylgruppen, und somit 6 statt 4 Sialingruppen. Beim CERA wird die längere Halbwertszeit nicht durch mehr Sialingruppen sondern durch Pegylierung erzielt (Jelkmann 2013, Elliott et al. 2008). Ein biologischer Unterschied der drei konventionellen ESAs ist nicht belegt, und auch nicht wahrscheinlich. In der Praxis gehen wir von vergleichbarer Wirksamkeit und vergleichbaren Nebenwirkungen aus.

Eine einzige RCT zu harten kardiovaskulären Endpunkten testete in CKD-Patienten (sowohl Dialyse- als auch Nichtdialysepatienten) CERA (lange Halbwertszeit) als Behandlungsarm mit Epoetin (kurze Halbwertszeit) oder Darbepoetin (mittellange Halbwertszeit) im Vergleichsarm (MIRCERA-PASS, Locatelli et al., CJASN 2019). Über einen Zeitraum von 8,5 Jahren wurden 2825 Patienten behandelt; die mediane Medikamentenexposition betrug 3,1 Jahre im CERA-Arm und 3,6 Jahre im Epoetin/Darbepoetin-Arm. In beiden Armen wurde ein stabiler Hb um 11 g/dl erzielt. Gesamttodesfälle und MACE waren vergleichbar. Die Studie wurde von der FDA und der EMA gefordert, um ein kardiovaskuläres Risiko von CERA auszuschließen, das anhand einer gepoolten Analyse von 11 Studien möglich erschien: 5 kardiovaskuläre Ereignisse in 1789 Patienten unter CERA gegenüber keinem kardiovaskulären Ereignis in 948 Patienten unter Epoetin bzw. Dabepoetin. MIRCERA-PASS erwies sich als sehr schwer auszuwerten, weil über den langen Beobachtungszeitraum viele Patienten entweder aus der Studie ausschieden (u.a. ca. 38 % Todesfälle in beiden Armen) bzw. von Prädialyse in Dialyse bzw. Transplantation wechselten. Der Datensatz ist besonders wertvoll und zeigt die Grenzen einer auf Jahre angelegten RCT in diesem vulnerablen und veränderbaren Patientenkollektiv.

Welches ESA soll nun einem ESA-naiven Patienten verabreicht werden? Alle sind gleich wirksam und sicher. Dies schließt den HIF-Stabilisator Roxadustat (den derzeit einzigen durch die EMA für Dialyse- und Nichtdialysepatienten zugelassenen) ein – wohlgemerkt, für ESA-naive Patienten.

Epoetin und HIF-Stabilisatoren sind wegen der kurzen Halbwertszeit besser zu steuern – eine Übertherapie ist das größte Risiko, gerade zu Beginn. Als Nachteil ist die relativ häufige Dosierung anzusehen (3 ×/Woche). Von einer Streckung des Dosierintervalls rate ich ausdrücklich ab, denn dies erhöht den Spitzenspiegel und vermutlich auch die Nebenwirkungen (☞ auch *Kap. 3., Tab. 3.1*). Darbepoetin und CERA sind angesichts der längeren Halbwertszeiten besser geeignet für die Dauertherapie von Nichtdialysepatienten.

7.11. ESA-Biosimilars, was gilt es zu beachten?

ESA-Nachahmerpräparate unterscheiden sich chemisch geringfügig von der Muttersubstanz, da die Zuckerketten nicht zu 100 % reproduzierbar sind. Aus diesem Grunde sprechen wir hier nicht von Generika sondern von Biosimilars. Diese gibt es zur Zeit nur für Epoetin. Die internationalen Freinamen dieser Substanzen sind z.T. verwirrend. Für die ärztliche Dokumentation wird der Eindeutigkeit halber die Nennung der Handelsnamen empfohlen. Biosimilars unterliegen in den USA und in Europa einem strengen Zulassungsverfahren. So müssen zwei Phase-III-Studien absolviert werden. Die Wirksamkeit des Biosimilars muss zwischen 80 % und 120 % der Referenzsubstanz betragen. Vor Importen aus Regionen außerhalb des EMA- oder FDA-Zuständigkeitsbereiches wird explizit gewarnt.

7.12. Was sind die wichtigsten Nebenwirkungen von konventionellen ESAs?

(☞ auch *Tab. 3.1*)

- Blutdrucksteigerung
- Thrombosen des Dialysezuganges (von Nativfisteln, Kunststoffinterponaten oder Kathetern); das Risiko ist bereits kurz nach Behandlungsbeginn erhöht
- Schlaganfälle (☞ *Abb. 7.8*), evtl. weitere ernsthafte kardiovaskuläre Ereignisse (☞ *Abb. 3.4 + 7.9*); das Risiko tritt in RCTs erst 6 bis 12 Monate nach Start der Therapie in Erscheinung und betrifft vermutlich nur eine Untergruppe besonders vulnerabler Patienten
- Progress von chronischer Nierenerkrankung (☞ *Abb. 7.10*)
- venöse Thrombosen, vor allem bei Malignompatienten

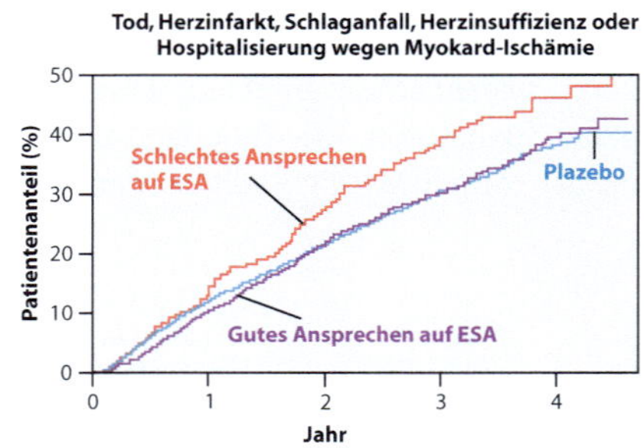

No. at Risk					
Schlechtes Ansprechen auf ESA	471	394	272	125	30
Gutes Ansprechen auf ESA	1401	1234	854	408	94
Plazebo	1889	1611	1138	514	117

Abb. 7.8: Latenz des Anstieges von MACE+ unter ESA-Therapie (nach Solomon 2010, TREAT).

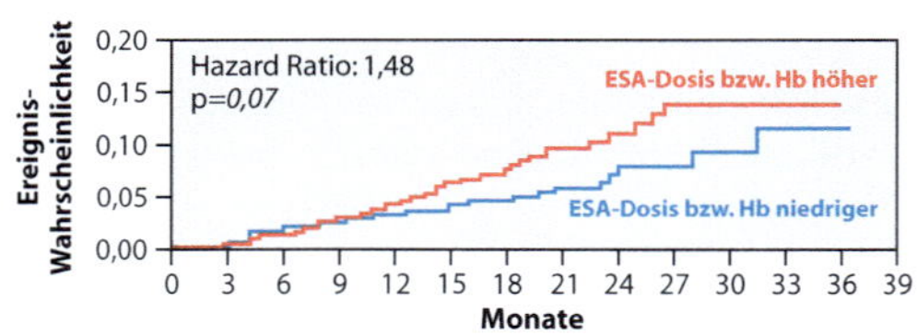

No. at Risk												
ESA-Dosis bzw. Hb höher	715	675	614	545	490	389	297	196	114	80	60	25
ESA-Dosis bzw. Hb niedriger	717	676	610	564	523	418	310	195	117	74	49	26

Abb. 7.9: Latenz des Mortalitätsanstieges unter ESA-Therapie (nach Singh 2006, CHOIR).

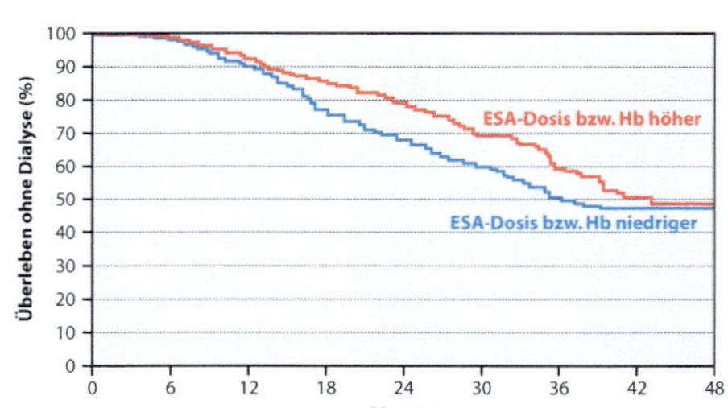

No. at Risk									
ESA-Dosis bzw. Hb höher	302	293	269	243	199	138	82	33	0
ESA-Dosis bzw. Hb niedriger	301	281	255	211	162	115	62	35	0

Abb. 7.10: Latenz des GFR-Abfalls unter ESA-Therapie (nach Drüeke 2006, CREATE).

7.13. Was sind die wichtigsten Nebenwirkungen von HIF-Stabilisatoren?

- Thrombosen des Dialysezugangs, ab Therapiestart (☞ *Abb. 7.11*) – wie bei konventionellen ESAs
- ernsthafte kardiovaskuläre Ereignisse, mit einer Latenz von 6 bis 12 Monaten (☞ *Abb. 7.12 + 7.13*) – wie bei konventionellen ESAs (☞ *Abb. 3.4 + 7.8 + 7.9*)

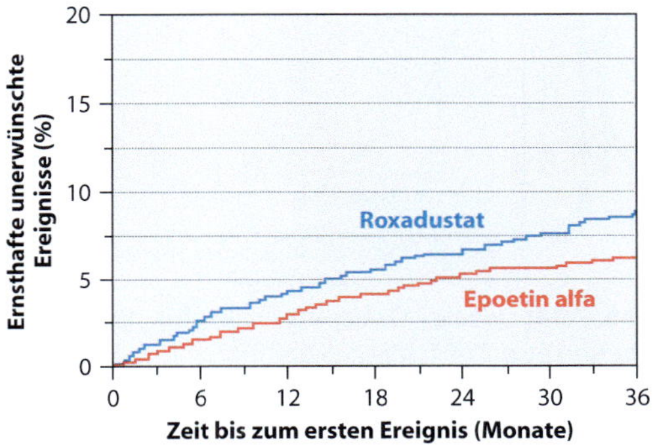

Abb. 7.11: Roxadustat bei Dialysepatienten, Einschätzung von FDA und EMA. Zeit bis zur ersten *Device*-/Shuntthrombose, DD-Population. Schwerwiegende unerwünschte Wirkung sehr häufig.

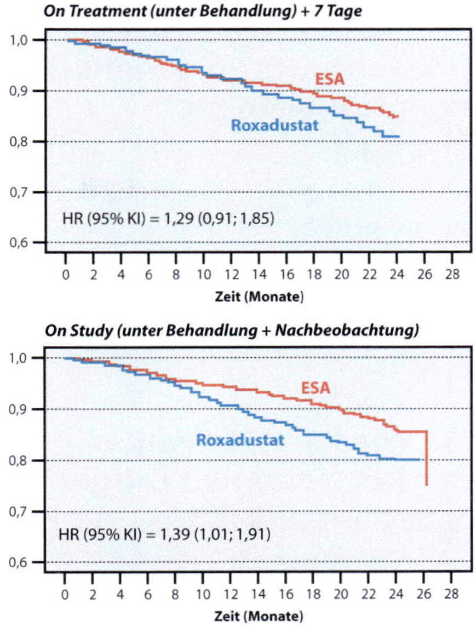

Abb. 7.12: PYRENEES, Latenz von MACE (Abbildung zeigt Patienten ohne Ereignis).

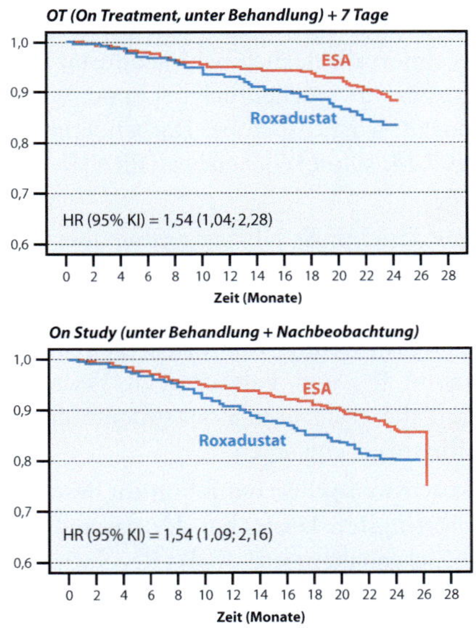

Abb. 7.13: PYRENEES, Latenz von ACM (Abbildung zeigt Überlebenskurven).

7.14. Was sind die Vorteile von HIF-Stabilisatoren gegenüber konventionellen ESAs?

- oral verfügbar
- einfacher Transport und Lagerung (keine Kühlung erforderlich)
- bessere intestinale Eisenaufnahme und -verwertung
- keine Gefahr der Immunisierung und Pure Red Cell Aplasia

7.15. Wie könn(t)en unerwünschte Nebenwirkungen von konventionellen ESAs und HIF-Stabilisatoren vermieden werden?

- Vermeidung eines Hb-Anstieges >1 g/dl in 2 Wochen bzw. >2 g/dl in 4 Wochen
- Start mit möglichst geringen Dosen
- Dosiseinsparung durch Wahl des günstigsten Dosisintervalls: täglich bei Vadadustat und Daprodustat, 3× wöchentlich bei Epoetin und Roxadustat, wöchentlich bei Darbepoetin alfa (☞ *Abb. 7.14*), alle 4 Wochen bei CERA (Keller et al. 2015).
- Keine absichtliche Hb-Steigerung über 11-12 g/dl, bei Patienten mit sehr hohem kardiovaskulären Risiko eher bei 9-10 g/dl Grenze setzten.
- Supplementierung von Eisen, ggf. auch von Vitamin B_{12} und Folsäure (im Verlauf kann durch die gesteigerte Erythropoese ein "Baustoffmangel" entstehen)
- Versuchsweise Dosisreduktion zur Bestimmung der geringsten Dosis, bei der das individuelle Hb-Ziel gehalten wird. In der Regel wird ein Hb von 11-12 g/dl angestrebt, bei Patienten mit erheblichen kardiovaskulären Risiken kann das Hb-Ziel jedoch deutlich niedriger sein (z.B. 8-9 g/dl), insbesondere bei ESA-*Hyporesponsiveness*.
- In den ersten 3 Therapiemonaten besonderes Augenmerk auf Patienten mit geringem oder fehlendem Ansprechen auf ESAs (trotz "ausreichender" Eisenvorräte); Diese Patienten tragen ein sehr hohes kardiovaskuläres Risiko (☞ *Abb. 7.8*).
- Festlegung von Höchstdosen

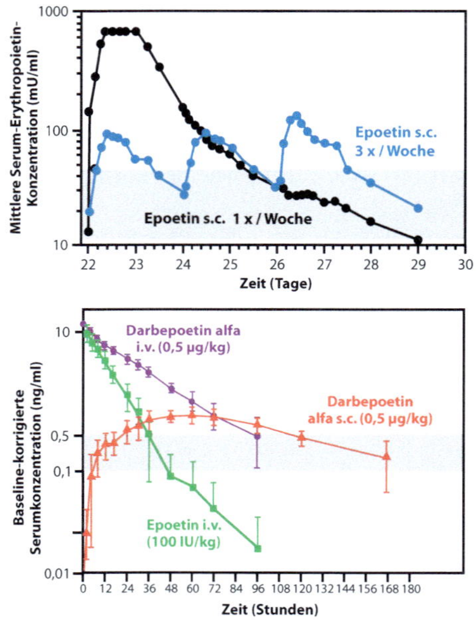

Abb. 7.14: Ideale Dosierintervalle für ESA (nach Cheung et al. 2001, Macdougall 2002). 1 ng = 119 m/U EPO. Für eine effiziente Erythropoese dürfen die ESA-Blutspiegel für ca. 1 Woche nicht unter den grau markierten Bereich fallen, sonst gehen die eythropoetischen Vorläuferzellen in Apoptose.

Ideale Dosierintervalle:
• Epoetin: 3 × / Woche
• Darbepoetin: 1 × / Woche
• CERA: 1 × / 4 Wochen

7.16. Was ist eine ESA-Resistenz ("*ESA hyporesponsiveness*")?

Es gibt keine allgemein anerkannte Definition für ESA-Resistenz. In Anlehnung an Badve (Badve et al. 2013) liegt eine solche vor, wenn 4 Wochen nach einer Therapie mit Darbepoetin 1 µg/kg/Woche oder Epoetin 200 U/kg/Woche der Hb nicht um mindestens 1 g/dl ansteigt (☞ *Tab. 7.9*). Der fehlende Anstieg der Retikulozyten ist ein Frühzeichen der ESA-Resistenz. Die wichtigsten Ursachen für ESA-Resistenz sind in *Tab. 7.9* aufgeführt. In ca. 10 % der Patienten findet sich keine Ursache für eine ESA-Resistenz. Diese Patientengruppe ist besonders zu beachten, da sie sehr wahrscheinlich ein hohes kardiovaskuläres Risiko trägt.

ESA hyporesponsiveness
• Keine einheitliche Definition, Richtwerte: - >1 µg/kg/Woche Darbepoetin - >200 IU/kg/Woche Epoetin s.c. - >300 IU/kg/Woche Epoetin i.v.
• Ursachen: - Mangel an Eisen, Vitamin B_{12}, Folsäure - Inflammation - Malignom - schlechte Dialysance, Urämie - sekundärer Hyperparathyreoidismus - Aluminiumvergiftung - Dialysekatheter - bei 10 % keine fassbare Ursache

Tab. 7.9: Mangelndes Ansprechen auf ESAs.

7.17. Welche Umrechnungsfaktoren gelten für die einzelnen ESAs?

Für die die Äquivalenzdosen von Epoetin, Dabepoetin und CERA (☞ *Tab. 7.10*) sind lediglich orientierend. Allgemein gilt, dass in der Korrekturphase der ESA-Bedarf höher ist als in der Erhaltungsphase. Die ESA-Äquivalenzdosen (aus Zulassungsstudien für Darbepoetin und CERA, in denen sie gegen Epoetin getestet wurden) sind je nach Behandlungsphase etwas unterschiedlich.

7.18. Was sind die wichtigsten Komplikationen von Bluttransfusionen?

- HLA-Sensibilisierung, Einschränkung potenzieller Organspender
- Unverträglichkeitsreaktion

7.19. Was sind Indikationen für Bluttransfusionen?

- Hb <7 g/dl, postoperativ <8 g/dl

	Epoetin	Darbepoetin	CERA
Äquivalenzdosis (Erhaltungsphase)	∼200 IU/Woche	1 µg/Woche	∼5 µg/4 Wochen
Dosisintervall	∼2 Tage (3 ×/Woche)	1 Woche	4 Wochen
Startdosis	20-50 IU/kg (3 ×/Woche)	0,45 µg/kg/Woche	1,2 µg/kg/4 Wochen
Startdosis für 70 kg	4.000-10.000 IU/Woche	30 µg/Woche	80 µg/4 Wochen
Äquivalenzdosis (Startphase)	∼250 IU/Woche	1 µg/Woche	∼2,5 µg/4 Wochen
Dosis in Korrekturphase > Erhaltungsphase Dosiserhöhung frühestens in 2-4 Wochen			
Hb-Effekt: nach 2 Wochen ΔHb sollte <2 g/l in 4 Wochen sein			

Tab. 7.10: Dosierung von ESA (nach KDIGO 2012).

Verlauf, Prognose, Verlaufskontrolle

8. Verlauf, Prognose, Verlaufskontrolle

Um vor allem Thrombosen, insbesondere des Dialysezuganges zu vermeiden, darf der Hb nur langsam (<1 g/dl in 2 Wochen, <2 g/dl in 4 Wochen) angehoben werden. Erfahrungsgemäß schießen viele von uns noch über dieses Ziel hinaus. Bei einer reinen renalen Anämie (d.h. z.B. ohne begleitenden Eisenmangel oder ohne begleitende chronische Entzündung) reagiert der Körper recht prompt und gut auf konventionelle ESAs bzw. HIF-Stabilisatoren. Wahrscheinlich sind alle Patienten mit gutem Therapieansprechen relativ sicher vor schweren kardiovaskulären Ereignissen – auch wenn sich diese in der Regel erst 6 bis 12 Monate nach Therapiestart manifestieren. Shuntthrombosen hingegen treten gerade bei Patienten mit zu schnellem Hb-Anstieg auf, also wahrscheinlich gerade bei denen mit niedrigerem kardiovaskulären Risiko.

Umgekehrt erfordern die ESA-resistenten Patienten unsere erhöhte Aufmerksamkeit, sind sie doch höchstwahrscheinlich kardiovaskuläre Risikopatienten. Die Retikulozyten vor und nach Therapiestart, d.h. deren fehlender Anstieg, können frühzeitig eine ESA-Resistenz anzeigen. Darüber hinaus ist ein Retikulozytenabfall (manchmal sogar auf 0) unter ESAs ein Warnsignal für die seltene *Pure Red Cell Anemia* (PRCA) durch neutralisierende EPO-Antikörper. In diesem Fall sollte der Rat eines Tertiärzentrums gesucht werden. Nur sehr wenige Labore können zwischen tatsächlich neutralisierenden EPO-Antikörpern (die gegen die Proteinkomponente gerichtet sind) und den sehr häufigen, nicht krankheitsrelevanten EPO-Antikörpern gegen die Glykankomponente unterscheiden.

Die Lebensqualität steigt für den Patienten spürbar ab etwa einem ΔHb von 2 g/dl. Gerade jüngere Patienten fühlen sich deutlich leistungsfähiger. Ein Patient Anfang 30, der wegen der Corona-Pandemie gleich mehrere Kontrolltermine verpasst hatte, stellte sich bei mir freudestrahlend mit einem Hb von 14 g/dl vor, er könne nun "Bäume ausreißen" und wolle dieses gute Gefühl nicht mehr missen. Sein Blutdruck war deutlich höher als noch vor dem Einsatz von ESAs, und ich führte mit ihm ein sehr ausführliches Gespräch über Hb-Ziele und Nebenwirkungen von ESAs. Für die Praxis empfehle ich eine 24-h-Blutdruckmessung vor Therapiebeginn und im Verlauf.

HIF-Stabilisatoren steuern neben EPO, zumindest theoretisch, auch andere Gene. Interessanterweise befinden sich 2 davon auf unserem erweiterten Laboranforderungsschein: Transferrin und Coeruloplasmin (fördert u.a. im Darm die Konversion zwischen Fe^{3+} und Fe^{2+}, einerseits Voraussetzung für die intestinale Aufnahme von Eisen als Fe^{2+}, aber auch für die Bindung an Transferrin als Fe^{3+}). Ich schlage vor, dass wir bei Patienten unter HIF-Stabilisatoren diese Parameter zumindest quartalsweise bestimmen, um ein Gefühl für die "reale Therapiewelt" zu bekommen.

Besondere Aspekte

9. Besondere Aspekte

9.1. Richtlinien, Guidelines

Die letzten Guidelines der europäischen Expertengruppe *Kidney Disease / Improving Global Outcomes*, KDIGO [KDIGO 2012] zur renalen Anämie stammen von 2012. Expertenkommentare sind ebenfalls etwa 10 Jahre alt (Locatelli et al. 2013, Kliger et al. 2013, Drüeke et Parfrey 2012). Danach sind große und relevante Studien zu dem Thema publiziert worden. Eine Revision der Guidelines erscheint sinnvoll.

9.2. Diagnostischer Wert des Plasma-EPO

Für die Diagnose der renalen Anämie hat die Bestimmung des Plasma-EPO keine Bedeutung. Das Plasma-EPO ist relativ zu niedrig, kann aber absolut sogar höher sein als bei Gesunden. Bei letzteren streut der Wert erheblich zw. 4 und 300 mU/ml, liegt im Mittel bei 30 mU/ml (Macdougall et al. 2014). Ein Aufenthalt in großer Höhe steigert das Plasma-EPO, z.B. von 10 mU/ml bei gesunden Probanden in Zürich (480 Meter ü.d.M.) und tags darauf 25 mU/ml auf dem Jungfraujoch (3454 Meter ü.d.M.) (Lundby et al. 2014). Bei schwerer Hämolyse, z.B. bei Malaria, steigt das Plasma-EPO bis zu 1000-fach: 741 U/ml (Streuung 330 bis 3234 mU/ml) (Shabani et al. 2015). Um EPO-Messwerte im Plasma einordnen zu können, bräuchten wir Hb-adaptierte Normwerte, ähnlich wie für die Retikulozyten. Hingegen können Plasma-EPO-Werte ein wichtiger Baustein für die Differenzialdiagnose einer Polyglobulie/Polyzythämie sein. Bei der Polycythämia vera ist in der Regel der EPO-Rezeptor konstitutiv aktiv, der EPO-Spiegel daher niedrig (z.B. 3,7 mU/ml (Duan et al. 2015). Bei dem sehr seltenen Von-Hippel-Lindau-Syndrom oder bei der paraneoplastischen EPO-Bildung sind die EPO-Spiegel deutlich erhöht.

9.3. Allergie/Unverträglichkeit von i.v. Eisenpräparaten

Die EMA hat im November 2013 einen Rote-Hand-Brief verschickt, in dem vor Unverträglichkeitsreaktionen aller i.v. Eisenpräparate gewarnt wird; schriftliche Aufklärung und besondere Sicherheitsmaßnahmen sind seitdem Pflicht. Was ist der pathophysiologische Hintergrund? Dextran-haltige i.v. Eisenpräparate und Bakterien der Mundflora können gemeinsame Epitope tragen, sodass eine Sensibilisierung vermutet wird, die auch beim ersten Einsatz von Dextran-haltigen i.v. Eisenpräparaten zu schweren allergischen Reaktionen vom Soforttyp führen kann. Für die "Nicht-Dextrane" ist ein solcher Mechanismus unwahrscheinlich, allerdings wird eine Komplementaktivierung beschrieben, die vermutlich für Unverträglichkeitsreaktionen verantwortlich sind. In RCTs (FIND-CKD, REPAIR-IDA, PIVOTAL) waren "Nicht-Dextrane" sicher. Beschrieben werden vereinzelte Fälle von gastrointestinalen Symptomen und Schwindelgefühl unter der Infusion, die mit Volumengabe zu beherrschen waren.

9.4. Wirksamkeit von oralem Eisen im Vergleich zu i.v. Eisen

Eine Reihe von Studien hat den Effekt von oralem im Vergleich zu intravenösem Eisen bei CKD-Patienten untersucht. Durchweg ist i.v. Eisen effizienter, wenn auch der Unterschied (das Delta-Hb) z.T. nicht sehr beeindruckend ist. Allgemein ist festzustellen, dass der Vorteil von i.v. Eisen gegenüber oralem Eisen am höchsten ist bei Hämodialysepatienten *mit* ESA-Therapie (Provenzano et al. 2009, Li et al. 2008, Li et al. 2008b), gefolgt von Prädialysepatienten *mit* ESA-Therapie (Qunibi et al. 2011, Spinowitz et al. 2008, Van Wyck et al. 2005) und Prädialysepatienten *ohne* ESA-Therapie (Agarwal et al. 2006, Qunibi et al. 2011, Spinowitz et al. 2008, Van Wyck et al. 2005). Für Patienten mit geringer Tablettenlast und hoher Compliance ist orales Eisen eine Option. Erfahrungsgemäß fallen jedoch nur wenige CKD-Patienten in diese Kategorie. Übersichten zu den Vor- und Nachteilen von i.v. Eisen bieten z.B. Auerbach and Macdougall 2014, Nissenson and Charytan 2003.

9.5. REVOKE-Studie

REVOKE (auf Deutsch widerrufen, Agarwal et al. 2015) ist eine monozentrische, durch das *National Institute of Health* gesponsorte RCT aus den USA. Verglichen wird in insgesamt 170 Prädialysepatienten intravenöses gegen orales Eisen (nach 1:1-Randomisierung). Primärer Endpunkt ist die mit Iothalamat gemessene GFR. Sekundäre Endpunkte sind u.a. Tod und schwere kardiovaskuläre Ereignisse (MACE). Nach einer medianen Beobachtungszeit von 2 Jahren ist die GFR in beiden Armen vergleichbar, so auch MACE. Die Studie sorgt für Aufsehen, denn nach diversen, nicht präspezifizierten Adjustierungsschritten erscheinen Infektionen und MACE hochsignifikant erhöht im i.v.-Eisen-Arm. Dies ist die einzige RCT mit einem für i.v. Eisen ungünstigen Ausgang. Ich finde, sie gehört erwähnt, ganz unabhängig wie der eine oder andere sie interpretieren mag.

9.6. Beobachtungsstudien gegen Interventionsstudien, wer hat Recht?

Die PIVOTAL-Studie (Macdougall et al. 2019), eine große RCT zu i.v. Eisen an Hämodialysepatienten belegt eine signifikante Senkung von MACE+ durch eine "liberalere" Eisengabe. Die Gültigkeit dieser Beobachtung wurde anschließend in einer Beobachtungsstudie infrage gestellt (Karaboyas et al. 2020) und prominent publiziert. Aber, wissenschaftlich gilt der Grundsatz: Beobachtungsstudien können zwar Hypothesen generieren, nicht jedoch Hypothesen verifizieren. Zwar erhöht i.v. Eisen Blutmarker für oxidativen Stress (Koskenkorva-Frank et al. 2013, Potthoff und Münch 2013) und Prä-PIVOTAL-Registerstudien legten einen Zusammenhang zwischen i.v. Eisen und Infekten bzw. kardiovaskulären Ereignissen nahe (Brookhart et al. 2013), in RCTs konnte dies jedoch nicht belegt werden (Macdougall et al. 2014, Onken et al. 2014; Macdougall et al. 2019).

9.7. Dosisersparnis von ESAs durch subkutane gegenüber intravenöse Gabe

Dieser Effekt ist vor allem für Epoetin gut belegt, jedoch umso größer, je niedriger die Dosis – hier im Bereich von 25-30 % Dosisersparnis (Leikis et al. 2004, Raymond et al. 2006). Bei Patienten mit schlechtem Ansprechen auf ESAs, also mit höheren ESA-Dosen (>7500 U/Woche), ist dieser Effekt praktisch nicht mehr vorhanden (Pizzarelli et al. 2006). Darbepoetin ist bei subkutaner und intravenöser Applikation in etwa gleich wirksam (Bolasco und Atzeni 2011).

9.8. Mögliche Förderung von Malignomen durch konventionelle ESAs

Das Thema ist ein Dauerbrenner, denn obwohl für konventionelle ESAs eine Krebsförderung nicht bewiesen ist, kann man diese Möglichkeit auch nicht sicher ausschließen. Die besten Daten dazu stammen aus der TREAT-Studie: nach 29,1 Monaten medianer Nachbeobachtung, Darbepoetin (2012 Patienten) vs. Plazebo (2026 Patienten): Malignom-assoziierte Nebenwirkungen 139 (6,9 %) vs. 130 (6,4 %), nicht signifikant; Krebstodesfälle 39 vs. 25, nicht signifikant. Bei Studieneinschluss waren im Dabepoetin-Arm 188 Patienten mit einer Malignom-Vorgeschichte gegenüber 160 im Plazebo-Arm. Todesfälle wurden in 60/188 bzw. in 37/160 Patienten verzeichnet, nicht signifikant. Spezielle Krebstodesfälle wurden allerdings in 14/188 gegenüber 1/160 Patienten verzeichnet, hochsignifikant (p=0,002) zuungunsten von Darbepoetin. Diese Daten haben sehr wahrscheinlich zu der KDIGO-2012-Empfehlung geführt, wonach kurativ behandelte Malignompatienten Erythrozytentransfusionen und keine ESAs erhalten sollten.

Malignompatienten leiden oft unter Anämie, die, wie die renale Anämie auch, in erster Linie eine Bildungsstörung ist. Konventionelle ESAs werden seit Jahrzehnten von unseren hämato-onkologischen Kollegen eingesetzt, oft in viel höheren Dosen als in der Nephrologie. Es gibt eine Reihe von großen RCTs zu ESAs bei verschiedenen Malignomen, und es gibt Leitlinien der hämato-onkologischen Fachgesellschaften. In einer Reihe von Malignomen konnte kein Tumorprogress durch ESAs festgestellt werden, in HNO-Malignomen jedoch schon, allerdings unter dem Therapieziel einer Hb-Normalisierung. In einer Metaanalyse mit über 15.000 Malignompatienten (Glaspy et al. 2010) war das Gesamtüberleben unter ESAs nicht verändert. Das Für und Wider ESAs bei Malignompatienten wird z.B. von Musio et al. (Musio et al. 2020) referiert. Wertvoll in den hämato-onkologischen Leitlinien empfinde ich die Empfehlung eines ESA-Stopps, wenn nach 3 Monaten kein nennenswerter Hb-Anstieg erzielt wird. Die

2012er KDIGO-Leitlinien empfehlen bei Malignomen mit kurativer Therapie die Erythrozytentransfusion anstelle von ESAs. Die Evidenz dafür ist allerdings nicht sehr stark. Ich empfehle in solchen Fällen eine ausführliche, in den Patientenakten dokumentierte Aufklärung für ESAs und Transfusionen, wie auch immer sich der Patient entscheidet. Als Entscheidungshilfen können folgende Informationen dienen: Ja, EPO fördert das Überleben von Zielzellen, d.h. von solchen, die den EPO-Rezeptor auf ihrer Oberfläche tragen. Nun ist aber dieser EPO-Rezeptor nicht leicht nachzuweisen (dafür kommt nur die Immunhistochemie infrage, und die verfügbaren Antikörper können kreuzreagieren, also falsch positive Befunde liefern). Erschwerend kommt hinzu, dass der EPO-Rezeptor in zytoplasmatischen Vesikeln gespeichert werden kann (somit falsch positive Immunhistochemie für die Gesamtzelle). Noch komplizierter wird es, wenn man bedenkt, dass in Malignomen der EPO-Rezeptor daueraktiv sein kann, also gar nicht mehr weiter durch EPO aktiviert werden kann.

9.9. Mögliche Förderung von Malignomen durch HIF-Stabilisatoren

Viele Tumoren (Paradebeispiel klarzelliges Nierenzellkarzinom) produzieren HIF, womit sie ihr malignes Potenzial steigern. Auf der anderen Seite besitzt höchstwahrscheinlich jede Körperzelle die Fähigkeit zur HIF-Produktion, und wahrscheinlich bilden viele Zellen physiologisch HIF, zumindest zeitweise oder auch periodisch. Experimentelle Daten legen den Schluss nahe, dass HIF-Aktivierung alleine nicht ausreicht für die maligne Transformation einer Zelle. Hervorzuheben sind insbesondere transgene Modelle der Inaktivierung des von-Hippel-Lindau-Proteins (einem Tumorsuppressor); dadurch unterbleibt der HIF-Abbau, und HIF ist dauerhaft und sehr stark erhöht. Für eine pulsatile medikamentöse HIF-Aktivierung zur Stimulation der Erythropoese können wir also postulieren, dass keine Neubildung von Malignomen wahrscheinlich ist – was auch durch RCTs mit zusammen über 10.000 Patienten bestätigt wird. Die aus meiner Sicht spannendere Frage ist, ob ein bestehendes Malignom durch medikamentöse HIF-Aktivierung gefördert wird. Die experimentellen Daten sind etwas überraschend. Ein hochmalignes, HIF- und VEGF-abhängiges, humanes Mammakarzinom wurde auf Mäuse übertragen. Die Tiere entwickelten eine Tumoranämie und wurden mit HIF-Stabilisatoren behandelt. Die Anämie wurde dadurch gebessert, das Tumorwachstum jedoch nicht gefördert (Seeley et al. 2017). Als mögliche Erklärung ist in Tumoren HIF bereits konstitutiv erhöht, sodass eine medikamentöse HIF-Aktivierung nicht ins Gewicht fällt. Nichtsdestotrotz ist ein aktives Malignom eine Kontraindikation für HIF-Stabilisatoren. Wichtig ist die Frage nach der angemessenen Karenzzeit nach Malignombeseitigung. Diese wurde in den großen RCTs unterschiedlich gehandhabt: 5 Jahre im Roxadustat-Programm, 2 Jahre im Vadadustat- und Daprodustat-Programm. In letzterem (ASCEND-ND, Singh et al. 2021; ASCEND-D, Singh et al. 2021b) waren sowohl im Therapie- wie auch im Kontrollarm ungewöhnlich viele Patienten mit Malignomvorgeschichte eingeschlossen worden, jeweils um die 5 %. Nach einer medianen Beobachtungszeit von 1,9 Jahren waren in ASCEND-ND gemäß der präspezifizierten Analyse (die jedoch die sehr unterschiedlichen Dosisintervalle von Daprodustat und Darbepoetin alfa nicht berücksichtigte) signifikant mehr Malignom-assoziierte unerwünschte Ereignisse (Malignom-bedingte, Tumorprogress oder Tumorrekurrenz) im Daprodustat-Arm (3,7 %) gegenüber dem ESA-Kontrollarm (2,5 %; p=0,04). Die präspezifizierte Analyse rechnete ein Malignomereignis nur dann der Therapie zu, wenn es bis zu einem Tag nach der letzten Dosis auftrat. Nun war das Dosierungsintervall in allen Daprodustat-Patienten ein Tag, hingegen im Dabepoetin-Arm zwischen einer und vier Wochen – in ca. 75 % der Patienten vier Wochen. Damit wurden zuwenig Ereignisse dem Darbepoetin-Arm zugerechnet. In einer Post-hoc-Analyse wurden alle Ereignisse gezählt, die bis zu dem Zeitpunkt der letzten Dosis zuzüglich des Dosierungsintervalls auftgetreten waren. Malignomereignisse waren in beiden Armen vergleichbar (Singh et al. 2023).

9.10. HIF-Stabilisator-Studien, Entscheidungen der regulatorischen Behörden

In den Jahren 2020 bis 2021 wurden mit den drei HIF-Stabilisatoren Roxadustat, Vadadustat und Daprodustat insgesamt 12 Phase-III-RCTs mit insgesamt ca. 24.000 Patienten (davon ca. 10.000 im HIF-Stabilisator-Arm) publiziert (☞ *Tab. 7.5 + 7.6*). Die Datenmenge übersteigt alles, was wir in den letzten 30 Jahren an Phase-III-RCTs zur renalen Anämie zur Verfügung hatten. Fast unausweichlich, dass selbst der geneigte Leser von dieser Informationsfülle überfordert ist. Für ein besseres Verständnis will ich an dieser Stelle Grundlegendes zur Interpretation der Quellen sagen:

- Die Gesamtinformation erhält man nur in der Summe von Originalpublikation, Supplements und Behördenkommentaren (von FDA und EMA).
- Vorbedingung für eine Zulassung war eine vergleichbare Wirksamkeit und Sicherheit gegenüber ESAs (☞ *Abb. 9.1*). Darüber hinaus legt die FDA besonderen Wert auf die Sicherheit gegenüber Plazebo (☞ *Abb. 9.2*). Die EMA wiederum unterscheidet besonders zwischen der Korrektur- und Erhaltungsphase der Anämietherapie (☞ *Abb. 9.3*). Letzteres ist leicht zu verstehen, geht es doch um die Frage, ob man stabile ESA-Patienten auf HIF-Stabilisatoren umstellen sollte. Beide Behörden haben Patientenkollektive spezifiziert, in denen Daten gewonnen werden müssen: Prädialyse, Dialyse, ESA-Naive, ESA-Vorbehandelte.

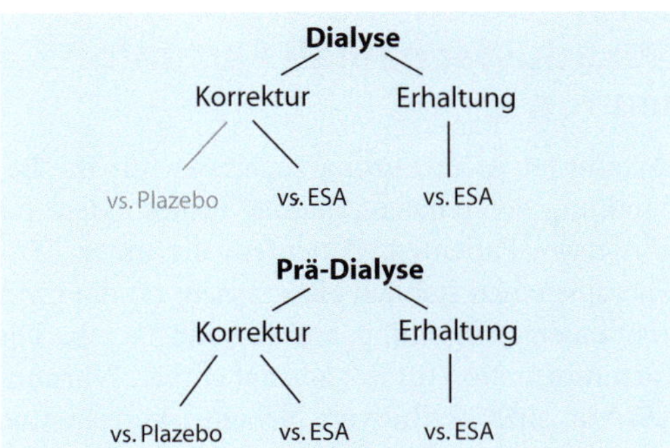

Abb. 9.1: RCTs zu HIF-Stabilisatoren.

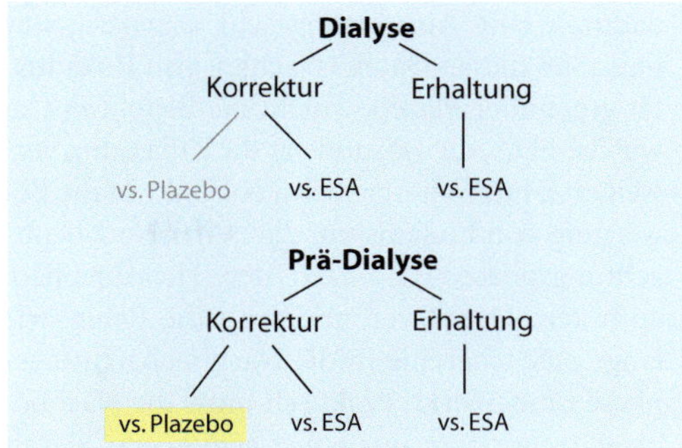

Abb. 9.2: Schwerpunkt FDA.

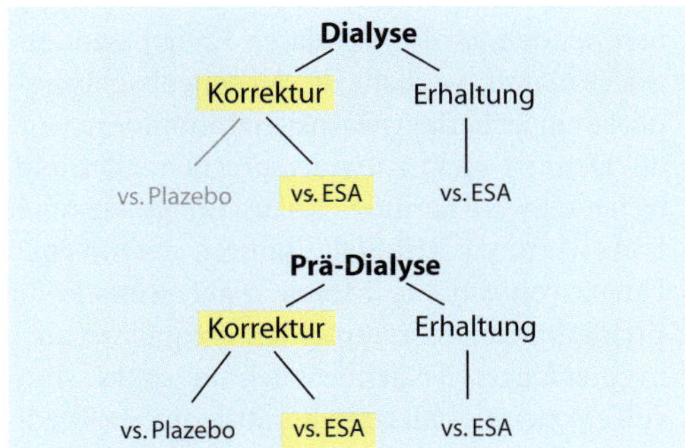

Abb. 9.3: Schwerpunkt EMA.

- Die Datensätze der Sponsoren wurden von FDA bzw. der EMA zum Teil anders gruppiert und anders analysiert als in den Originalpublikationen der RCTs. Die Effekte und Statistiken sind daher oft nicht mehr mit denen der Originalpublikationen zu vergleichen, zum Teil gegensätzlich. Da entsteht schnell Verwirrung beim Leser oder, viel schlimmer, der Eindruck von Auswertungsfehlern. In Wirklichkeit gibt es für jede Vorgehensweise, des Sponsors wie der Behörde, eine plausible Begründung – mit der Einschränkung, dass die Sicht der Behörde maßgeblich ist für die Zulassung. Als Beispiel sei die Zeitspanne für die Registrierung unerwünschter Ereignisse erwähnt. Verwerfungen entstehen z.B. unweigerlich durch Behandlungsabbrüche, wenn diese Abbrüche in den Behandlungsarmen unterschiedlich häufig vorkommen. So führten im Plazeboarm vermehrte "Therapie"abbrüche zu einer verkürzten "Medikamenten"exposition und höchstwahrscheinlich zu einer Selektion der Gesünderen und zu einem geringeren Anteil Patienten in der besonders vulnerablen Phase der Dialyseeinleitung. Die EMA gestand, dass dadurch eine Auswertung sehr schwierig war und maß diesen Daten (Nachteil von Roxadustat gegenüber Plazebo) nicht die Bedeutung zu wie die FDA, die Roxadustat die Zulassung verweigerte. Ein weiterer strittiger Punkt ist die Bewertung von Ereignissen, die in der Nachbeobachtungsphase, d.h. nach der Therapiephase auftreten. Damit verbunden ist die Frage, wie lange eine Therapie in die Nachbeobachtungsphase hineinwirkt. Praktisch muss die Nachbeobachtungsphase nur lange genug sein, damit jedwelcher Therapieeffekt verpufft und sich die Statistiken angleichen. Die FDA moniert, dass die Roxadustat-Studien auf Nicht-Unterlegenheit bei den kardiovaskulären Ereignissen ausgelegt waren, weshalb die Nachbeobachtungsphase ein Sicherheitswarnsignal abmildern würde. Dem ist nicht zu widersprechen, allerdings treten schwere kardiovaskuläre Ereignisse unter ESAs wie unter HIF-Stabilisatoren erst mit einer Latenz von 6 bis 12 Monaten auf, weshalb die Erfassung von unerwünschten Ereignissen auch in einer längeren Nachbeobachtungsphase sinnvoll erscheint. Als letzten Punkt sei auf die Medikamentenexposition bei unterschiedlichen Dosisintervallen eingegangen. Dieser wichtige Aspekt ist lediglich den Daprodustat-Forschern, und leider erst sehr spät aufgefallen, sodass darüber keine Präspezifizierung im Untersuchungsprotokoll vorliegt. Was ist damit gemeint? Vergleichen wir den Daprodustat-Arm mit einem Dosisintervall von einem Tag mit dem Darbepoetin-Arm, in dem das Dosisintervall zwischen einer und vier Wochen und größtenteils bei vier Wochen lag. Gesetzt den Fall, in beiden Armen beendet jeweils ein Patient die Therapie und erleidet 3 Wochen später ein schweres unerwünschtes Ereignis. Gemäß dem Studienprotokoll wird das Ereignis im Daprodustat-Arm richtigerweise, im Darbepoetin-Arm jedoch fälschlicherweise der Nachbeobachtungsphase zugewiesen. Richtig wäre, aber leider so nicht präspezifiziert, die Therapiephase als Zeit bis zur letzten Studienmedikation plus Dosierintervall auszuweisen.

- Die FDA hat Daprodustat lediglich für Patienten mit mindestens 4-monatiger Dialysetherapie zugelassen und sich gegen die Zulassung von Roxadustat und Vadadustat ausgesprochen. Die EMA hat 2023 Vadadustat und Daprodustat ebenfalls nur für Dialysepatienten zugelassen. Der Hersteller hat entschieden, Daprodustat in Europa nicht auf den Markt zu bringen. *Abb. 9.4* fasst die Effekte der drei HIF-Stabilisatoren zu kardiovaskulären Endpunkten zusammen, anhand von Originalpublikationen und Behördenprüfungen (hier nur für Roxadustat und Vadadustat).

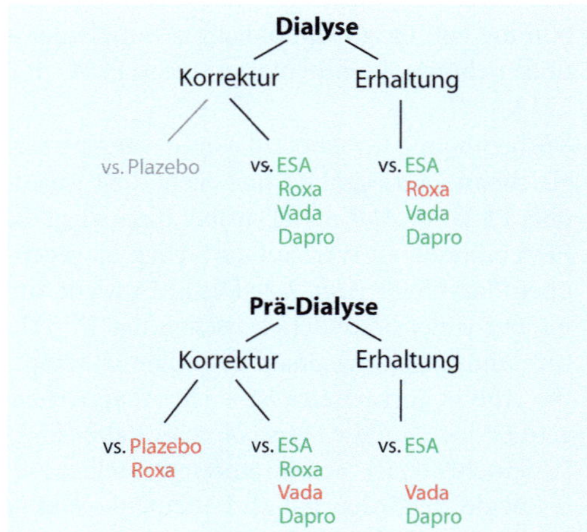

Abb. 9.4: RCTs zu HIF-Stabilisatoren: günstig / ungünstig.

9.11. Nebenwirkungen von Roxadustat gemäß Fachinformation

Roxadustat ist in Europa zugelassen für die Behandlung der renalen Anämie, insbesondere für ESA-naive Patienten. Patienten, die unter ESA-Therapie einen stabilen Hb erzielen, rät die EMA von einer Umstellung auf Roxadustat ab. Die Fachinformation für Roxadustat enthält Warnungen vor einer Reihe von Nebenwirkungen und belegt diese mit dem Zusatz "häufig" oder "sehr häufig". Absolute Zahlen oder Signifikanzen werden hier nicht angegeben. Für den Patienten, aber auch für den Behandler fällte eine Abwägung von Chancen und Risiken einer Behandlung mit Roxadustat schwer. Zur Orientierung habe ich für ausgewählte Nebenwirkungen die Originaldaten der FDA und daneben die Einschätzung der EMA aufgeführt. *Tab. 7.5* enthält die Auswertung der FDA zu drei Studien an Dialysepatienten: HIMALAYAS, ROCKIES und SIERRAS. Erwähnenswert ist, dass die gepoolten Daten der inzidenten Dialysepatienten aus den Studien HIMALAYAS, ROCKIES und SIERRAS vom Hersteller publiziert wurden und einen Vorteil von Roxadustat gegenüber ESA bei MACE und MACE+ ergeben. Eine vierte Studie, PYRENEES, hat die FDA gesondert betrachtet. Letztere wurde ausschließlich in Europa durchgeführt, vor allem in Osteuropa, und hier schneidet Roxadustat im Vergleich zu ESAs am schlechtesten ab (☞ ***Abb. 7.12 + 7.13, Tab. 9.1 + 9.2***). Schwere kardiovaskuläre Ereignisse (☞ ***Abb. 7.13***) und die Gesamtsterblichkeit (☞ ***Abb. 7.13***) entwickeln sich mit einer Latenz von 6 bis 9 Monaten auseinander, zuungunsten von Roxadustat gegenüber ESAs. Die Lantenz ist ähnlich wie beim der Studie von Besarab et al. ("*Normal Hematocrit Trial*") mit Epoetin und zwei unterschiedlichen Hb-Zielen (☞ ***Abb. 3.4***). Das Fazit der EMA zu schweren kardiovaskulären Nebenwirkungen und zur Gesamtsterblichkeit von stabilen Dialysepatienten, die von ESAs auf Roxadustat umgestellt werden, ist in ***Tab. 9.3*** zusammengefasst.

	Ereignisse pro 100 Patientenjahre		Häufigkeit
	Roxadustat	ESA	
Thrombotische Ereignisse			
Thrombose	7,27	5,37	
Device-/Shuntthrombose	3,65	2,51	**sehr häufig**
Tiefe Venenthrombose	0,72	0,19	**häufig**
Gemischt			
Hypoglykämie	0,87	0,67	
Gastroenteritis	0,81	0,43	
Krampfanfall	0,78	0,51	**häufig**

Tab. 9.1: Roxadustat bei Dialyse-Patienten, Einschätzung von FDA und EMA. Schwerwiegende unerwünschte Wirkungen, gepoolte Studien (*On Treatment* (unter Behandlung) + 7 Tage Nachbeobachtung).

	Roxadustat	ESA	*Relative Risk*	Häufigkeit
N (%)	414	420		
Herzinsuffizienz	31 (7,5 %)	16 (3,8 %)	2,1	
Arteriovenöse Fistelthrombose	29 (7 %)	15 (3,6 %)	2,0	**sehr häufig**
Device-/Shuntthrombose	35 (8,5 %)	22 (5,2 %)	1,6	**sehr häufig**
Bakterielle Infektion	23 (5,6 %)	16 (3,8 %)	1,5	**häufig**
Bluthochdruck	13 (3,1 %)	8 (1,9 %)	1,6	

Tab. 9.2: PYRENEES; Roxadustat vs. ESA an stabilen Dialyse-Patienten unter ESA, Einschätzung von FDA und EMA. Schwerwiegende unerwünschte Wirkungen, Studie 613 (*On Treatment* (unter Behandlung) + 28 Tage Nachbeobachtung).

	MACE		MACE+		Gesamtmortalität	
	Roxadustat	ESA	Roxadustat	ESA	Roxadustat	ESA
On Treatment (unter Behandlung)						
n	1.594	1.594	1.594	1.594	1.594	1.594
Anzahl Patienten mit Ereignissen (%)	297 (18,6)	301 (18,9)	357 (22,4)	403 (25,3)	212 (13,3)	207 (13,0)
Inzidenzrate	10,4	9,2	12,5	12,3	7,4	6,3
Hazard Ratio (95% KI)	1,18 (1,00; 1,38)		1,03 (0,90; 1,19)		1,23 (1,02; 1,49)	

Tab. 9.3: PYRENEES, ROCKIES (partiell), SIERRAS (partiell): Kardiovaskuläre Sicherheit und Mortalität auf der Grundlage der gepoolten Daten der stabilen Dialyse-Patienten in ESA-kontrollierten ESA-Umstellungsstudien.

	Ereignisse pro 100 Patientenjahre		Häufigkeit
	Roxadustat	Plazebo	
Thromboembolien			
Thrombotische Ereignisse	3,62	2,50	
Device-/Shuntthrombose	0,93	0,34	
Tiefe Venenthrombose	0,52	0,09	häufig
Zentrales Nervensystem			
Intrakraniale Hämorrhagie	0,62	0,26	
Krampfanfall	0,2	0,0	häufig
Infektion			
Sepsis / septischer Schock	2,25	0,95	häufig
Harnwegsinfekt	2,58	2,28	häufig
Bakterielle Infektion	1,27	0,73	häufig
Peritonitis	0,78	0,51	häufig

Tab. 9.4: Roxadustat vs. Plazebo, Prädialysepatienten, Einschätzung von FDA und EMA. Schwerwiegende unerwünschte Wirkungen, gepoolte Nichtdialysepatienten; *On Treatment* (unter Behandlung) + 7 Tage Nachbeobachtung; Signifikanzen werden nicht angegeben.

Das Nebenwirkungsprofil von Roxadustat gegenüber Plazebo in Nichtdialysepatienten wurde von der FDA aus 3 gepolten Studien (OLYMPUS, ALPS, ANDES) bestimmt: erhöhte Rate an kardiovaskulären Ereignissen und weitere Nebenwirkungen (☞ *Tab. 9.4*). Die EMA konzediert, dass die erhöhten kardiovaskulären Ereignisse aufgrund des Studiendesigns nicht sicher dem Roxadustat zugewiesen werden können.

Eine Studie, die wohl keinen Einfluss auf die FDA-Entscheidung, dafür aber umso mehr auf die EMA-Entscheidung zur Zulassung von Roxadustat gehabt haben dürfte, ist die DOLOMITES-Studie: Roxadustat gegenüber ESAs an Nichtdialysepatienten. Hier schneidet Roxadustat in Bezug auf kardiovaskuläre Ereignisse tendenziell, aber nicht statistisch signifikant besser ab als konventionelle ESAs. Die gepoolten Daten aller Nichtdialysepatienten in der Korrekturphase aus DOLOMITES, HYMALAYAS, SIERRAS und ROCKIES fasst die EMA zusammen (☞ *Tab. 9.5*): hier ist Roxadustat den ESAs gleichwertig, in Bezug auf MACE+ sogar überlegen.

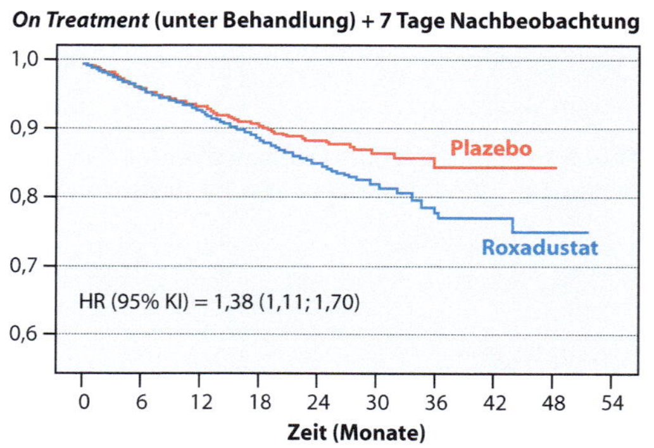

Abb. 9.5: OLYMPUS, ALPS und ANDES: Roxadustat vs. Plazebo, FDA. MACE-Analyseergebnisse: Nichtdialysepatienten (Abbildung zeigt Patienten ohne Ereignis).

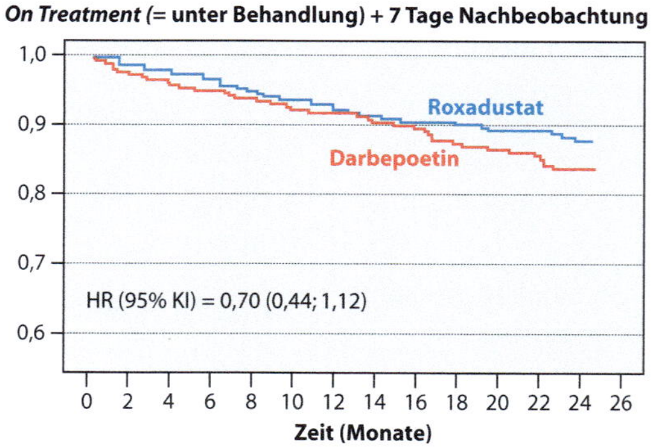

Abb. 9.6: DOLOMITES: Roxadustat vs. ESA in ESA-naiven Prädialysepatienten, MACE-Analyse der NDD-Studie 610 (Abbildung zeigt Patienten ohne Ereignis).

	MACE		MACE+		Gesamtmortalität	
	Roxadustat	ESA	Roxadustat	ESA	Roxadustat	ESA
On-Treatment (unter Behandlung)						
n	1.083	1.059	1.083	1.059	1.083	1.059
Anzahl Patienten mit Ereignissen (%)	105 (9,7)	136 (12,8)	134 (12,4)	171 (16,1)	74 (6,8)	99 (9,3)
Inzidenzrate	6,5	8,2	8,3	10,3	4,6	6,0
HR (95% KI)	0,79 (0,61; 1,02)		0,78 (0,62; 0,98)		0,78 (0,57; 1,05)	

Tab. 9.5: Kardiovaskuläre Ereignisse und Gesamtsterblichkeit unter Roxadustat gegenüber konventionellen ESAs bei ESA-naiven Patienten. Die EMA hat dafür sowohl Dialyse- (HIMALAYAS, Teile von SIERRAS bzw. ROCKIES) als auch Nichtdialysepatienten (DOLOMITES) gepoolt. HR = *Hazard Ratio.*

9.12. Höchstdosen von konventionellen ESAs und HIF-Stabilisatoren

Die wöchentlichen ESA-Dosen schwanken erheblich zwischen den einzelnen RCTs zur renalen Anämie. Es ist anzunehmen, dass zumindest folgende Faktoren einen Einfluss auf den ESA-Bedarf haben: Patientenalter, GFR (Prädialyse vs. Dialyse), Entzündungsniveau, Diabetes mellitus, Eisenspeicher, ESA-Dosierintervall, Hb-Zielwert. Der niedrigste ESA-Verbrauch (Hoch-Hb-Arm vs. Niedrig-Hb-Arm: Epoetin 67 vs. 28 IE/kg und Woche) ist in der CREATE-Studie verzeichnet, der einzigen RCT, die das Ziel der Hb-Normalisierung erreicht hat. In CREATE war der Diabetiker-Anteil mit 25 % am geringsten. Trotz der relativ geringen ESA-Dosis waren im Interventionsarm (Hoch-Hb-Arm) der Blutdruck signifikant erhöht und die Zeit bis zum Dialyseeintritt signifikant erniedrigt. Die Studie zeigt, dass auch mit relativ geringen ESA-Dosen unerwünschte Effekte auftreten können. Der höchste ESA-Verbrauch ist in der TREAT-Studie verzeichnet (Darbepoetin vs. Plazebo in der Prädialyse, ausschließlich Diabetiker). Der Behandlungsarm lässt sich unterteilen in Patienten mit gutem und schlechtem/fehlendem Ansprechen auf Darbepoetin in den ersten 3 Monaten. In diesen beiden Untergruppen war die Dosis von Darbepoetin 1,3 µg/kg und Woche vs. 1,8 µg/kg und Woche, oder umgerechnet auf Epoetin (Umrechnungsfaktor 1:200) 130 IE/kg und Woche vs. 360 IE/kg und Woche. Die Patienten mit gutem ESA-Ansprechen und der folglich niedrigeren ESA-Dosis hatten im Vergleich zu Plazebo-Patienten keine höhere Rate an schweren kardiovaskulären Ereignissen (MACE) – im Gegenteil zu den Patienten mit schlechtem/fehlenden Ansprechen auf ESAs, die vor allem durch signifikant mehr Schlaganfälle auffielen. Offen ist die Frage, wie sich MACE entwickeln, wenn man diesen ESA-hyporesponsiven Patienten die ESA-Dosis reduziert/einfriert. Auf der Grundlage von TREAT empfehle ich eine ESA-Höchstdosis von (gerundet) Darbepoetin 1,25 µg/kg und Woche bzw. Epoetin 250 IE/kg und Woche (Umrechnungsfaktor 1:200 in der Erhaltungsphase).

Mindestens genauso spannend ist die Frage, ob bei ungenügendem Ansprechen auf ESAs ("*ESA hyporesponsiveness*") ein HIF-Stabilisator gegeben werden sollte. Nebenbei bemerkt, es gibt keine einheitliche Definition der *ESA hyporesponsiveness*. In der epidemiologischen Studie von Badve et al. ist diese z.B. als Darbepoetin >1 µg/kg und Woche oder >300 U/kg und Woche Epoetin i.v. festgelegt (☞ *Tab. 7.9*). Der Einsatz von Roxadustat bei ESA hyporesponsiveness kann als Umkehrschluss aus der EMA-Empfehlung hergeleitet werden: kein Roxadustat bei stabilen ESA-behandelten Patienten. Für ein solches Vorgehen gibt es allerdings keine Studiendaten, sodass man über Dosis, Dosierintervall und eventueller Therapieüberlappung (zw. konventionellen ESAs und HIF-Stabilisatoren) nur spekulieren kann. Das Risiko erscheint mir eher in den hohen ESA-Spiegeln zu liegen, die mit einer Zeitverzögerung von 6-12 Monaten zu schwerwiegenden kardiovaskulären Ereignissen führen können. Unter dieser Annahme empfehle ich: ESAs absetzen, Start mit Roxadustat 100 mg/Tag (wenn vorher Epoetin) bzw. 75 mg/Tag (wenn vorher Darbepoetin oder CERA); Roxadustat frühestens in 2 Wochen steigern. Als Fortschritt empfinde ich die Roxadustat-Höchstdosis im Beipackzettel. Solche Höchstdosen wären auch für konventionelle ESAs zu begrüßen.

9.13. Theoretischer Vorteil von HIF-Stabilisatoren gegenüber konventionellen ESAs

In Patienten, die von Epoetin auf Roxadustat umgestellt werden, sind die endogenen EPO-Plasmaspiegel deutlich niedriger als die Epoetin-Plasmaspiegel vor der Umstellung (☞ *Abb. 9.7*). Unter der Annahme, dass hohe Plasmaspiegel an EPO oder ESAs unerwünschte Nebenwirkungen fördern, dürften HIF-Stabilisatoren besser abschneiden als konventionelle ESAs. In großen RCTs konnte dies jedoch nicht belegt werden. Ob die Hypothese falsch ist, oder nur für bestimmte Patienten gilt, z.B. für besonders vulnerable und mit hohem kardiovaskulären Risiko, bleibt unklar.

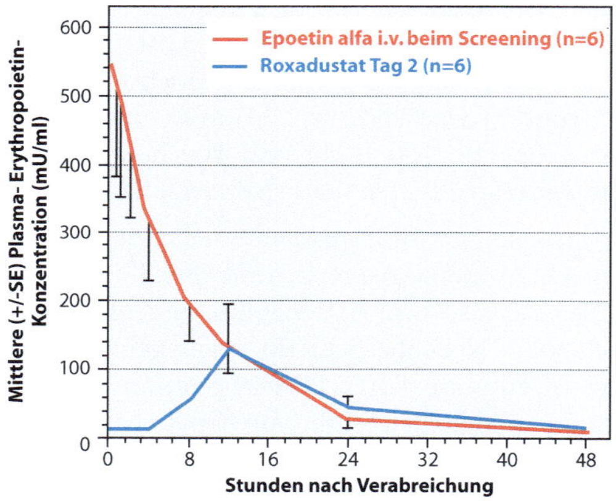

Abb. 9.7: EPO-Plasmaspiegel unter Epoetin vs. Roxadustat (nach Provenzano 2016). Roxadustat erzielt den gleichen Hb-Effekt mit viel niedrigeren EPO-Spiegeln.

9.14. Umstellung von konventionellen ESAs auf Roxadustat

Die EMA spricht sich gegen die Umstellung von konventionellen ESAs auf Roxadustat aus, wenn der Patient gut auf die Behandlung anspricht. Bei Spritzenphobie oder Kontraindikationen gegen Injektionen (z.B. bei Calciphylaxie kann jede Hautverletzung eine neue Läsion auslösen) kann jedoch auch bei niedriger ESA-Dosis eine Umstellung auf Roxadustat sinnvoll sein. Die Arzneimittelinformation liefert dazu eine Umrechnungstabelle (☞ *Tab. 9.6*), allerdings mit aus meiner Sicht zu hohen Roxadustat-Äquivalenzdosen. Da mir die Übertherapie gefährlicher erscheint als die Untertherapie, habe ich alternative Dosen hinzugefügt. Selbstverständlich sollte vor einer solchen Umstellung der Entzündungs- und Eisenstatus geprüft und auf sonstige Ursachen für *ESA hyporesponsiveness* geachtet werden (☞ *Tab. 7.9*).

9.15. Umstellung von konventionellen ESAs auf Vadadustat

Die EMA hat die Zulassung für Vadadustat nur für chronische Hämodialysepatienten erteilt. Auch hier sollte man meiner Meinung nach, wie bei Roxadustat, die Anfangsdosis eher niedriger wählen, um einen überschießenden Hb-Anstieg zu vermeiden.

9.16. Einfluss von Eisen auf die mRNA-Translation

Einige Proteine, insbesondere etliche mit hämatopoetischer Relevanz, werden eisenabhängig auf

Darbepoetin alfa i.v. oder s.c. Dosierung (µg/Woche)	Epoetin i.v. oder s.c. Dosierung (IE/Woche)	Methoxy-Polyethylen-glycol-Epoetin beta i.v. oder s.c. Dosierung (µg/Monat)	Roxadustat-Dosierung (mg 3 ×/Woche)	
			laut Fachinformation	persönliche Empfehlung
<25	<5.000	<80	70	20
25 - <40	5.000 - 8.000	80 - ≤120	100	50
40 - ≤80	>8.000 - ≤16.000	>120 - ≤200	150	70
>80	>16.000	>200	200	100

Tab. 9.6: Anfangsdosierung von Roxadustat bei Patienten, die von einem ESA umgestellt werden. Die angegebene Roxadustat-Dosis ist dreimal pro Woche einzunehmnen (nach der Fachinformation von Roxadustat (Auszüge)). Empfohlene Kontrollen: Hb, CRP, Transferrin, TSAT, Coeruloplasmin, Ferritin, Retikulozyten. Bei Nichtdialysepatienten empfehle ich ein Ferritin von >500 µg/l in Abwesenheit von Entzündung, bei Dialysepatienten würde ich noch höhere Ferritin-Werte empfehlen, in Anlehnung an PIVOTAL.

Ebene der mRNA-Translation reguliert (☞ *Abb. 2.2 + 5.4*). Dies erfolgt mithilfe von sog. Eisen-abhängigen Regulationsproteinen (englisch *Iron-Response Proteins*, IRPs), die an sog. Eisen-abhängigen mRNA-Abschnitten (englisch *Iron-Response Elements*, IREs) binden. Die Bindung von IRP an IRE wird durch Eisen gehemmt. Es gibt zwei Arten von IREs:

- 1) nahe dem 3'-Ende das sog. 3'-IRE; Bindung von IRP an das 3'-IRE hemmt die mRNA-Degradation; dies ist für DMT1 und TFR1 nachgewiesen. Eisenmangel erhöht also über diesen Mechanismus die mRNA-Stabilität und führt zur verstärkten Transkription von DMT1 und TFR1.
- 2) nahe dem 5'-Ende das sog. 5'-IRE; Bindung von IRP an das 5'-IRE hemmt die mRNA-Translation; dies ist für Ferritin, Ferroportin und HIF-2alpha nachgewiesen. Eisenmangel führt also über diesen Mechanismus zur verminderten Transkription von Ferritin, Ferroportin und HIF-2alpha.

In der PYRENEES-Studie kam es bei Dialysepatienten mit einem mittleren Ausgangs-Ferritin von 1300 µg/l (also einer sehr guten Eisenausstattung) beim Wechsel von konventionellen ESAs auf den HIF-Stabilisator Roxadustat zu einer überschießenden Antwort mit Hb-Anstieg. Mögliche Erklärung: viel Eisen $\Rightarrow$ keine Bindung von IRP an 5'IRE $\Rightarrow$ HIF-2alpha-Translation gesteigert $\Rightarrow$ unter konventionellen ESAs wirkungslos, da die funktionslosen Nieren keine O_2 verbrauchen und keine Hypoxie entwickeln; unter PHD-Inhibition starke HIF-2-Antwort.

9.17. Einfluss von Eisen auf die Thrombopoese

Es gibt eine bipotente Vorläuferzelle, die sich, je nach Eisenverfügbarkeit, entweder in hämato- oder thrombopoetische Vorläufer weiterentwickeln kann. Eisen fördert die Erythropoese, Eisenmangel die Thrombopoese. Dies kann erklären, warum unter Eisenmangel oft eine Thrombozytose zu finden ist. Dies wiederum erklärt (zumindest teilweise) eine Thromboseneigung unter Eisenmangel.

9.18. Anämie nach Nierentransplantation

Anämie ist häufig unter Nierentransplant (NTX)-Patienten. Eine Querschnittsstudie in 10 großen europäischen Transplantationszentren ergab, dass 15 % von 5800 stabilen ambulanten NTX-Patienten einen Hb <11 g/dl aufwiesen, was als klinisch relevante Anämie definiert war (Molnar 2011). Lediglich 30 % dieser Patienten mit Hb <11 g/dl erhielten eine Anämietherapie (Eisen, ESAs oder beides); der Anteil schwankte stark (10 % bis 45 %) zwischen den Zentren. Eine Anämietherapie war am besten vorausgesagt durch die Zugehörigkeit zu einem bestimmten Zentrum, und nicht durch medizinische Parameter. Es herrscht offensichtlich große Unsicherheit, ob und wie anämische NTX-Patienten behandelt werden sollen. Dies ist nicht verwunderlich, denn dazu existieren keine größeren RCTs. Immerhin gibt es eine mittelgroße RCT zu diesem Thema: Choukroun und Kollegen (Choukroun et al. 2012) gaben Nierentransplant-Patienten mit einem Hb <11,5 g/dl Epoetin, entweder für einen Ziel-Hb von 13-15 g/dl oder 10,5-11,4 g/dl. In jedem Studienarm wurden gut 60 Patienten für 2 Jahre behandelt. Bei Studienende unterschieden sich die Gruppen signifikant in Bezug auf Hb (12,9 vs. 11,3 g/dl), eGFR-Abfall (2,4 vs. 5,9 ml/min und 1,73 m²). Die Lebensqualität, gemessen 6 und 12 Monate nach Studienbeginn, war in der Hoch-Hb-Gruppe signifikant besser. Kardiovaskuläre Endpunkte waren vergleichbar. Bei Einschluss hatten die Patienten im Schnitt etwa ein Alter von 50 Jahren, eine 8jährige Transplantatdauer, eine eGFR von 35 ml/min pro 1,73 m², einen Hb von 10,5 g/dl, eine Transferrinsättigung von 30 % und eine Ferritin von 200 µg/l. Auch die Pathophysiologie der Anämie nach NTX bzw. das Gewicht verschiedener Faktoren ist wenig erforscht. Neben den häufigen klassischen Ursachen wie CKD, Eisenmangel, Inflammation dürften spezifische Immunsuppression-bedingte Ursachen eine Rolle spielen. Proliferationshemmer (Mycophenolat) und mTOR-Inhibitoren sind knochenmarksdepressiv, besonders in Kombination. Immunsuppression an sich erhöht die Infektneigung, und dadurch können Viren (insbesondere Parvovirus B19) speziell die rote Reihe hemmen. Es folgt eine sog. *Pure Red Cell Anemia* (PRCA). Die absoluten Retikulozyten sind niedrig, Ferritin und Transferrinsättigung oft hoch, als Zeichen der Reifungsstörung der roten Reihe. Klassischerweise hatten die NTX-Patienten Kontakt zu kleinen Kindern mit Ringelröteln (durch Parvovirus B19). Die Diagnose wird gesichert durch die Parvovirus-B19-PCR im Blut, und die Therapie ist die Gabe von ESAs und i.v. Immunglobulinen, in der Hoffnung, damit auch antivirale Antikörper zu verabreichen. Der Ansatz funktioniert aber nur, wenn eine gewisse T-Zell-Antwort erhalten ist, die aber z.B. gerade nach T-Zell-Depletion zur Behandlung von akuten Abstoßungen fehlt. In therapierefraktären Fällen ist eine Knochenmarkbiopsie angezeigt, um u.a. eine Myelodysplasie oder eine Infiltration auszuschließen. Die Befunde sind oft unspezifisch und "vereinbar mit einem toxischen Schaden". Als *ultima ratio* bleibt oft nur die Transfusionsbehandlung, mit allen Risiken, insbesondere der HLA-Sensibilisierung.

Calcineurin-Inhibitoren an sich, insbesondere Cyclosporin-A, können vermutlich eine Anämie verursachen. Dafür sprechen klinische und experimentelle Daten. In chronisch mit Cyclosporin-A behandelten Mäusen fällt der Hb signifikant (Labes et al. 2022). Calcineurin regelt als Phosphatase die Aktivität zahlreicher Proteine. Die Signaltransduktion des EPOR beinhaltet Phosphorylierungsschritte. Es ist deshalb denkbar, dass CNI die Signaltransduktion des EPOR behindern.

Sehr selten können CNI eine thrombotische Mikroangiopathie auslösen. In NTX-Patienten mit unklarer Anämie sollten Hämolyseparameter bestimmt werden: Haptoglobin, freies Hb, Fragmentozyten, LDH, gesamtes und direktes Bilirubin, Coombs-Test. Zur Wahrheit gehört auch, dass eine solche Posttransplantations-thrombotische Mikroangiopathie auf das Nierentransplantat begrenzt sein kann, sodass sie lediglich histologisch (Mikrothromben) diagnostiziert werden kann.

9.19. *Pure Red Cell Anemia* (PRCA) durch neutralisierende EPO-Antikörper

Diese Erkrankung ist zu unterscheiden von der PRCA durch Virusinfektion, z.B. durch Parvovirus B19. Der Einfachheit halber wird *nur* in diesem Kapitel mit "PRCA" ausschließlich die durch neutralisierende Antikörper vermittelte Form gemeint. Darüber hinaus sei hier nochmal auf die Unterscheidung zwischen dem körpereigenem Erythropoetin (EPO) und den künstlich hergestellten ESAs hingewiesen.

ESA-Therapie kann zur Bildung von Antikörpern gegen ESAs führen, die mit EPO kreuzreagieren (also zu Autoantikörpern), zu sog. EPO-Antikörpern. Antikörper gegen den Glykananteil von EPO sind relativ häufig – und harmlos, da sie die ESA- und EPO-Funktion nicht beeinträchtigen. Hingegen sind Antikörper gegen den Proteinanteil von EPO eine Katastrophe! Sie neutralisieren sowohl die Wirkung von konventionellen ESAs als auch von EPO, und es gibt zurzeit außer Immunsuppression (da es sich ja um eine Autoimmunerkrankung handelt!) und Transfusionen keine Therapie. Vorübergehend stand mit Peginesatide ein EPO-Rezeptoragonist zur Verfügung, der sich chemisch so stark vom EPO unterscheidet, dass er von neutralisierenden EPO-Antikörpern nicht erkannt wird. Peginesatide wurde für die Anämiebehandlung zugelassen, nach der Markteinführung wurden aber schwere Allergien berichtet, sodass die Substanz vom Markt genommen wurde. Die Geschichte dieser Substanz ist ein Beispiel für erfolgreiche Pharmakovigilanz, und das Wirkprinzip ein Hoffnungsschimmer. Es bleibt zu wünschen, dass weniger allergene, Peginesatide-ähnliche Substanzen entwickelt werden. Der Vollständigkeit halber sei erwähnt, dass HIF-Stabilisatoren keine Option für PRCA sind, da sie über EPO wirken.

Eine PRCA ist äußerst selten, und kann durch alle konventionellen ESAs verursacht werden, nicht jedoch durch HIF-Stabilisatoren. Der Verdacht auf eine PRCA entsteht, wenn unter ESA-Therapie der Hb und die Retikulozyten fallen. Letztere liegen meist zwischen 20 und 0/nl.

Die Bestimmung von EPO-Antikörpern ist keine Routinediagnostik. Vor einem breiten Einsatz wird gewarnt, denn nur wenige Labore können mit ausreichender Sicherheit zwischen neutralisierenden und nicht neutralisierenden EPO-Antikörpern unterscheiden.

Aber wie kommt es überhaupt zur Bildung von neutralisierenden EPO-Antikörpern und was sind die Risiken dafür? Wir können nur spekulieren. In den Jahren 2002 und 2003 stieg plötzlich (und zum Glück nur vorübergehend) die Inzidenz von PRCA von vorher 0,02 bis 0,03 auf 10.000 Patentenjahre auf 4,5 pro 10.000 Patientenjahre. Warum? Zwei Situationen, die beide mit einem sprunghaften Anstieg der PRCA einhergingen, liefern Indizien:

- a) die Umstellung von Rinderalbumin auf Polysorbat 80 als Lösungsmittel-Adjuvanz für ESAs
- b) der Einsatz von Epoetin-Biosimilars; In der Zulassungsstudie für HX575 (Epoetin alfa, Binocrit®, Abseamed®, Epoetin alfa Hexal®) entwickelten 2 von 174 Patienten, die für 52 Wochen mit dem Biosimilar behandelt wurden, eine PRCA

Beide Vorgänge sind mit technischen Veränderungen bei der ESA-Herstellung verbunden, die vermutlich die Löslichkeit von ESAs herabgesetzt, die Verklumpung und somit die Antigenität gefördert haben. So ist Polysorbat 80 als Solvent für ESAs weniger wirksam als Rinderalbumin. Die durch Prionen übertragene Rinderseuche BSE (Creutzfeldt-Jakob-Krankheit), die vor allem in Großbritannien auftrat, schürte die Sorge vor einer Übertragung auf den Menschen. Aus diesem Grund hat die EMA Rinderalbumin als Lösungsmittelzusatz verboten. ESA-Biosimilars sind der Muttersubstanz zwar sehr ähnlich, aber nicht identisch. Auch die Galenik unterscheidet sich, und dürfte bei der ESA-Löslichkeit eine Rolle spielen. So ist es nicht ganz verwunderlich, dass in der Zulassungsstudie eines EPO-Biosimilars gehäuft PRCA auftraten. In diesem speziellen Fall wurde der Verdacht geäußert, dass Verunreinigungen durch Wolfram die Antigenität des ESAs erhöht haben. Wolfram, ein besonders hitzebeständiges Metall, enthielten die Pinzetten, die bei der Herstellung der Substanzfläschchen zum Einsatz kamen. Als weitere Verunreinigungsquelle wurde der Gummistopfen der Medikamentenfläschchen angesehen. Der Hersteller verzichtete auf Wolfram-Pinzetten und beschichtete den Gummistopfen als Schutz vor Substanzleckagen. In der Folge sank die PRCA auf das vorbekannte Niveau.

PRCA tritt bei subkutaner ESA-Anwendung häufiger auf als bei intravenöser. Dies erscheint plausibel, denn erstere ist sehr wahrscheinlich mit einer längeren Kontaktzeit zum Immunsystem verbunden. PRCA tritt häufiger auf bei ESA-Anwendung zu Hause als im Zentrum. Auch dies erscheint plausibel, denn die Kühlkette ist bei ersterer weniger sicher. Schließlich tritt PRCA häufiger auf bei älteren, gebrechlichen Patienten, die sich zu Hause ESAs selbst (subkutan) verabreichen.

Als Fazit lässt sich ziehen, dass jegliche Änderung des ESA-Herstellungsprozesses die Gefahr einer PRCA birgt, und dass gebrechliche Patienten nicht mit der Selbstinjektion von ESAs betraut werden sollten.

Literatur

10. Literatur

Abraham I, MacDonald K: Clinical safety of biosimilar recombinant human erythropoietins. Expert Opin Drug Saf 11(5):819-840, 2012

Agarwal R, Rizkala AR, Bastani B, Kaskas MO, Leehey DJ, Besarab A: A randomized controlled trial of oral versus intravenous iron in chronic kidney disease.Am J Nephrol 26(5):445-54, 2006 (**REVOKE**)

Astor BC, Mutner P, Levin A, Eustace JA, Coresh J: Association of kidney function with anemia: the Third National Health and Nutrition Examination Survey (1988-1994). Arch Intern Med 162: 1401-1408, 2002

Auerbach M, Macdougall IC: Safety of intravenous iron formulations: facts and folklore. Blood Transfus 12(3): 296-300, 2014

Bailie GR, Larkina M, Goodkin DA, Li Y, Pisoni RL, Bieber B, Mason N, Tong L, Locatelli F, Marshall MR, Inaba M, Robinson BM: Variation in intravenous iron use internationally and over time: the Dialysis Outcomes and Practice Patterns Study (DOPPS). Nephrol Dial Transplant 28(10): 2570-9, 2013

Badve SV, Beller EM, Cass A, Francis DP, Hawley C, Macdougall IC, Perkovic V, Johnson DW. Interventions for erythropoietin-resistant anaemia in dialysis patients. Cochrane Database Syst Rev 8:CD006861, 2013

Barratt J, Andric B, Tataradze A, Schömig M, Reusch M, Valluri U, Mariat C: Roxadustat for the treatment of anaemia in chronic kidney disease patients not on dialysis: a Phase 3, randomized, open-label, active-controlled study (**DOLOMITES**). Nephrol Dial Transplant 36(9): 1616-1628, 2021

Becker V, Schilling M, Bachmann J, Baumann U, Raue A, Maiwald T, Timmer J, Klingmüller U. Covering a broad dynamic range: information processing at the erythropoietin receptor. Science 328(5984):1404-8, 2010

Besarab A, Bolton WK, Browne JK, Egrie JC, Nissenson AR, Okamoto DM, Schwab SJ, Goodkin DA: The effects of normal as compared with low hematocrit values in patients with cardiac disease who are receiving hemodialysis and Epoetin. N Engl J Med 339:584-590, 1998 (**NHT**)

Beshara S, Sörensen J, Lubberink M, Tolmachev V, Långström B, Antoni G, Danielson BG, Lundqvist H. Pharmacokinetics and red cell utilization of 52Fe/59Fe-labelled iron polymaltose in anaemic patients using positron emission tomography. Br J Haematol 120(5):853-9, 2003

Block GA, Fishbane S, Rodriguez M, Smits G, Shemesh S, Pergola PE, Wolf M, Chertow GM: A 12-week, double-blind, placebo-controlled trial of ferric citrate for the treatment of iron deficiency anemia and reduction of serum phosphate in patients with CKD stages 3-5. Am J Kidney Dis S0272-6386(14)01357-2, 2014

Bolasco P, Atzeni A: Erythropoiesis-stimulating agents: switch from intravenous to subcutaneous administration in hemodialyzed patients. Int J Clin Pharmacol Ther 49(12):744-9, 2011

Brissot P, Pietrangelo A, Adams PC, de Graaff B, McLaren CE, Loréal O. Haemochromatosis. Nat Rev Dis Primers 4:18016, 2018

Brookhart MA, Freburger JK, Ellis AR, Wang L, Winkelmayer WC, Kshirsagar AV: Infection risk with bolus versus maintenance iron supplementation in hemodialysis patients. J Am Soc Nephrol 24(7):1151-8, 2013

Broxmeyer HE. Erythropoietin: multiple targets, actions, and modifying influences for biological and clinical consideration. J Exp Med 210(2):205-8, 2013

Canadian Erythropoietin Study Group: Association between recombinant human erythropoietin and quality of life and exercise capacity of patients receiving hemodialysis. BMJ 300(6724):573-8, 1990

Charytan C, Manllo-Karim R, Martin ER, Steer D, Bernardo M, Dua SL, et al. A randomized trial of roxadustat in anemia of kidney failure: **SIERRAS** study. Kidney Int Rep 6(7):1829-1839, 2021

Chertow GM, Pergola PE, Farag YMK, Agarwal R, Arnold S, Bako G, Block GA, Burke S, Castillo FP, Jardine AG, Khawaja Z, Koury MJ, Lewis EF, Lin T, Luo W, Maroni BJ, Matsushita K, McCullough PA, Parfrey PS, Roy-Chaudhury P, Sarnak MJ, Sharma A, Spinowitz B, Tseng C, Tumlin J, Vargo DL, Walters KA, Winkelmayer WC, Wittes J, Eckardt KU; **PRO2TECT** Study Group: Vadadustat in patients with anemia and non-dialysis-dependent CKD. N Engl J Med 384(17):1589-1600, 2021

Cheung W, Minton N, Gunawardena K. Pharmacokinetics and pharmacodynamics of epoetin alfa once weekly and three times weekly. Eur J Clin Pharmacol 57(5):411-8, 2001

Choukroun G, Kamar N, Dussol B, Etienne I, Cassuto-Viguier E, Toupance O, Glowacki F, Moulin B, Lebranchu Y, Touchard G, Jaureguy M, Pallet N, Le Meur Y, Rostaing L, Martinez F; **CAPRIT** study Investigators: Correction of postkidney transplant anemia reduces progression of allograft nephropathy. J Am Soc Nephrol 23(2):360-8, 2012

Coyne DW: Hepcidin: clinical utility as a diagnostic tool and therapeutic target. Kidney Int 80(3):240-4, 2011

Coyne DW, Kapoian T, Suki W, Singh AK, Moran JE, Dahl NV, Rizkala AR; **DRIVE** Study Group: Ferric gluconate is highly efficacious in anemic hemodialysis patients with high serum ferritin and low transferrin saturation: results of the Dialysis Patients' Response to IV Iron with Elevated Ferritin (DRIVE) Study. J Am Soc Nephrol 18(3):975-84, 2007

Coyne DW, Roger SD, Shin SK, Kim SG, Cadena AA, Moustafa MA, Chan TM, Besarab A, Chou W, Bradley C, Eyassu M, Leong R, Lee TT, Saikali KG, Szczech L, Yu KP: Roxadustat for CKD-related anemia in non-dialysis patients. Kidney Int Rep 6(3):624-635, 2020 (**ANDES**)

Csiky B, Schömig M, Esposito C, Barratt J, Reusch M, Valluri U, Sulowicz W: Roxadustat for the Maintenance Treatment of Anemia in Patients with End-Stage Kidney Disease on Stable Dialysis: A European Phase 3, Randomized, Open-Label, Active-Controlled Study (**PYRENEES**). Adv Ther 38(10):5361-5380, 2021

Drüeke TB, Locatelli F, Clyne N, Eckardt KU, Macdougall IC, Tsakiris D, Burger HU, Scherhag A; **CREATE** Investigators: Normalization of hemoglobin level in patients with chronic kidney disease and anemia. N Engl J Med 355:2071-2084, 2006

Drüeke TB, Parfrey PS: Summary of the KDIGO guideline on anemia and comment: reading between the (guide)line(s). Kidney Int 82(9):952-60, 2012

Duan Y, Nie J, Zhang Z, Ji C: Acquired von Willebrand syndrome in a case of polycythemia vera resulting in recurrent and massive bleeding events in the pleural and abdominal cavity. Blood Coagul Fibrinolysis 26(1):101-3, 2015

Eckardt KU, Agarwal R, Aswad A, Awad A, Block GA, Bacci MR, Farag YMK, Fishbane S, Hubert H, Jardine A, Khawaja Z, Koury MJ, Maroni BJ, Matsushita K, McCullough PA, Lewis EF, Luo W, Parfrey PS, Pergola P, Sarnak MJ, Spinowitz B, Tumlin J, Vargo DL, Walters KA, Winkelmayer WC, Wittes J, Zwiech R, Chertow GM: Safety and Efficacy of Vadadustat for Anemia in Patients Undergoing Dialysis. N Engl J Med 384(17):1601-1612, 2021 (**INNO2VATE**)

Ehrenreich H, Weissenborn K, Prange H, Schneider D, Weimar C, Wartenberg K, Schellinger PD, Bohn M, Becker H, Wegrzyn M, Jähnig P, Herrmann M, Knauth M, Bähr M, Heide W, Wagner A, Schwab S, Reichmann H, Schwendemann G, Dengler R, Kastrup A, Bartels C; EPO Stroke Trial Group: Recombinant human erythropoietin in the treatment of acute ischemic stroke. Stroke 40(12):e647-56, 2009

Elliott S, Pham E, Macdougall IC: Erythropoietins: a common mechanism of action. Exp Hematol 36(12): 1573-84, 2008

Fishbane S, El-Shahawy MA, Pecoits-Filho R, Van BP, Houser MT, Frison L, Little DJ, Guzman NJ, Pergola PE: Roxadustat for treating anemia in patients with CKD not on dialysis: Results from a randomized phase 3 study. J Am Soc Nephrol 32(3):737-755, 2021 (**OLYMPUS**)

Fishbane SPC, El-Shahawy M, Escudero ET, Rastogi A, Van BP, Frison L, Houser M, Pola M, Little DJ, Guzman N, Pergola PE. Roxadustat versus epoetin alfa for treating anemia in patients with chronic kidney disease on dialysis: the **ROCKIES** randomized clinical trial. J Am Soc Nephrol 32:737-755, 2021b

Gasche C, Lomer MC, Cavill I, Weiss G: Iron, anaemia, and inflammatory bowel diseases. Gut 53(8): 1190-7, 2004

Glaspy J: Current status of use of erythropoietic agents in cancer patients. Semin Thromb Hemost 40(3):306-12, 2014

Haag-Weber M, Eckardt KU, Hörl WH, Roger SD, Vetter A, Roth K: Safety, immunogenicity and efficacy of subcutaneous biosimilar epoetin-á (HX575) in non-dialysis patients with renal anemia: a multi-center, randomized, double-blind study. Clin Nephrol 77(1):8-17, 2012

Haase VH: Regulation of erythropoiesis by hypoxia-inducible factors. Blood Rev 27(1):41-53, 2013

Hackeng CM1, Beerenhout CM, Hermans M, Van der Kuy PH, Van der Dussen H, Van Dieijen-Visser MP, Hamulyák K, Van der Sande FM, Leunissen KM, Kooman JP: The relationship between reticulocyte hemoglobin content with C-reactive protein and conventional iron parameters in dialysis patients. J Nephrol 17(1):107-11, 2004

Hastka J, Heimpel H, Metzgeroth G:. Eisenmangel und Eisenmangelanämie. 2011. https://www.onkopedia.com/de/onkopedia/guidelines/eisenmangel-und-eisenmangelanaemie/@@view/html/index.html.

Heimpel H, Diem H, Nebe T: Die Bestimmung der Retikulozytenzahl: Eine alte Methode gewinnt neue Bedeutung. Med Klin (Munich) 105(8):538-43, 2010

Heinrich HC, Deutsche Apotheker Zeitung 14:681-90, 1986

Huch R, Schaefer R: Iron Deficiency and Iron deficiency Anemia. Thieme Verlag, 2006

Jelkmann W: Biosimilar recombinant human erythropoietins ("epoetins") and future erythropoiesis-stimulating treatments. Expert Opin Biol Ther 12(5):581-592, 2012

Jelkmann W: Physiology and pharmacology of erythropoietin. Transfus Med Hemother 40:302-309, 2013

Jordan JB, Poppe L, Haniu M, Arvedson T, Syed R, Li V, Kohno H, Kim H, Schnier PD, Harvey TS, Miranda LP, Cheetham J, Sasu BJ. Hepcidin revisited, disulfide connectivity, dynamics, and structure. J Biol Chem 284(36):24155-67, 2009

Kagaya Y, Asaumi Y, Wang W, Takeda M, Nakano M, Satoh K, Fukumoto Y, Shimokawa H: Current perspectives on protective roles of erythropoietin in cardiovascular system: erythropoietin receptor as a novel therapeutic target. J Exp Med 227(2):83-91, 2012

Kapoian T, O'Mara NB, Singh AK, Moran J, Rizkala AR, Geronemus R, Kopelman RC, Dahl NV, Coyne DW: Ferric gluconate reduces epoetin requirements in hemodialysis patients with elevated ferritin. J Am Soc Nephrol 19(2):372-379, 2008 (**DRIVE-II**)

Karaboyas A, Morgenstern H, Fleischer NL, Schaubel DE, Robinson BM: Replicating randomized trial results with observational data using the parametric γ-formula: an application to intravenous iron treatment in hemodialysis patients. Clin Epidemiol 12:1249-1260, 2020

KDIGO Clinical Practice Guideline for Anemia in Chronic Kidney Disease. Kidney Int Suppl 2:288-316, 2012

KDOQI Clinical Practice Guidelines and Clinical Practice Recommendations for Anemia in Chronic Kidney Disease. Am J Kidney Dis 47(5) SUPPL 3:S1-S132, 2006

Keller F, Ludwig U, Czock D: Pharmacokinetic and pharmacodynamic considerations on the erythropoietin effect and adverse events of darbepoetin.Expert Opin Drug Metab Toxicol 11(1):139-47, 2015

Kliger AS, Foley RN, Goldfarb DS, Goldstein SL, Johansen K, Singh A, Szczech L: KDOQI US Commentary on the 2012 KDIGO Clinical Practice Guideline for Anemia in CKD. Am J Kidney Dis 62(5):849-859, 2013

Koury MJ: Abnormal erythropoiesis and the pathophysiology of chronic anemia. Blood Reviews 28:49-66, 2014

Koskenkorva-Frank TS, Weiss G, Koppenol WH, Burckhardt S: The complex interplay of iron metabolism, reactive oxygen species, and reactive nitrogen species: insights into the potential of various iron therapies to induce oxidative and nitrosative stress. Free Radic Biol Med 65:1174-94, 2013

Labes R, Brinkmann L, Kulow VA, Roegner K, Mathia S, Balcerek B, Persson PB, Rosenberger C, Fähling M: Daprodustat prevents cyclosporine-A-mediated anemia and peritubular capillary loss. Kidney Int 102(4):750-765, 2022

Leikis MJ, Kent AB, Becker GJ, McMahon LP: Haemoglobin response to subcutaneous versus intravenous epoetin alfa administration in iron-replete haemodialysis patients. Nephrology (Carlton) 9(3):153-60, 2004

Li H, Wang SX: Intravenous iron sucrose in peritoneal dialysis patients with renal anemia. Perit Dial Int 28:149-54, 2008a

Li H, Wang SX: Intravenous iron sucrose in Chinese hemodialysis patients with renal anemia. Blood Purif 26:151-6, 2008b

Lipp HP: Peroral und intravenös anwendbare Eisenpräparate. Krankenhauspharmazie 32:450-59, 2011

Locatelli F, Bárány P, Covic A, De Francisco A, Del Vecchio L, Goldsmith D, Hörl W, London G, Vanholder R, Van Biesen W; ERA-EDTA ERBP Advisory Board: Kidney Disease: Improving Global Outcomes guidelines on anaemia management in chronic kidney disease: a European Renal Best Practice position statement. Nephrol Dial Transplant 28(6):1346-59, 2013

Locatelli F, Del Vecchio L, De Nicola L, Minutolo R: Are all erythropoiesis-stimulating agents created equal? Nephrol Dial Transplant 36(8):1369-1377, 2021

Lundby AK, Keiser S, Siebenmann C, Schäffer L, Lundby C: Kidney-synthesized erythropoietin is the main source for the hypoxia-induced increase in plasma erythropoietin in adult humans. Eur J Appl Physiol 114(6):1107-11, 2014

Macdougall IC: Optimizing the use of erythropoietic agents-- pharmacokinetic and pharmacodynamic considerations. Nephrol Dial Transplant 17 Suppl 5:66-70, 2002

Macdougall IC, Roger SD, de Francisco A, Goldsmith DJ, Schellekens H, Ebbers H, Jelkmann W, London G, Casadevall N, Hörl WH, Kemeny DM, Pollock C: Antibody-mediated pure red cell aplasia in chronic kidney disease patients receiving erythropoiesis-stimulating agents: new insights. Kidney Int 81(8):727-32, 2012

Macdougall IC, Geisser P: Use of intravenous iron supplementation in chronic kidney disease: an update. Iran J Kidney Dis 7(1):9-22, 2013

Macdougall IC, Bock AH, Carrera F, Eckardt KU, Gaillard C, Van Wyck D, Roubert B, Nolen JG, Roger SD; **FIND-CKD** Study Investigators: FIND-CKD: a randomized trial of intravenous ferric carboxymaltose versus oral iron in patients with chronic kidney disease and iron deficiency anaemia. Nephrol Dial Transplant 29(11): 2075-84, 2014

Macdougall IC, White C, Anker SD, Bhandari S, Farrington K, Kalra PA, McMurray JJV, Murray H, Tomson CRV, Wheeler DC, Winearls CG, Ford I; **PIVOTAL** Investigators and Committees: Intravenous iron in patients undergoing maintenance hemodialysis. N Engl J Med 380(5):447-458, 2019

McFarlane SI, Chen SC, Whaley-Connell AT, Sowers JR, Vassalotti JA, Salifu MO, Li S, Wang C, Bakris G, McCullough PA, Collins AJ, Norris KC; Kidney Early Evaluation Program Investigators: Prevalence and associations of anemia of CKD: Kidney Early Evaluation Program (KEEP) and National Health and Nutrition Examination Survey (NHANES) 1999-2004. Am J Kidney Dis 51(4 Suppl 2):S46-55, 2008

Moliner P, Jankowska EA, van Veldhuisen DJ, Farre N, Rozentryt P, Enjuanes C, Polonski L, Meroño O, Voors AA, Ponikowski P, Van der Meer P, Comin-Colet J. Clinical correlates and prognostic impact of impaired iron storage versus impaired iron transport in an international cohort of 1821 patients with chronic heart failure. Int J Cardiol 243:360-366, 2017

Musio F. Revisiting the treatment of anemia in the setting of chronic kidney disease, hematologic malignancies, and cancer: perspectives with opinion and commentary. Expert Rev Hematol 13(11):1175-1188, 2020

Nielsen P (Hrsg.): Diagnostik und Therapie von Eisenmangel mit und ohne Anämie. UNI-MED Verlag, 2009

Nissenson AR, Charytan C: Controversies in iron management. Kidney International 64 Supplement 87,S64-S71, 2003

Ofsthun N, Labrecque J, Lacson E Keen M, Lazarus JM: The effects of higher hemoglobin levels on mortality and hospitalization in hemodialysis patients. Kidney Int 63: 1908-1914, 2003

Onken JE, Bregman DB, Harrington RA, Morris D, Buerkert J, Hamerski D, Iftikhar H, Mangoo-Karim R, Martin ER, Martinez CO, Newman GE, Qunibi WY, Ross DL, Singh B, Smith MT, Butcher A, Koch TA, Goodnough LT: Ferric carboxymaltose in patients with iron-deficiency anemia and impaired renal function: the **REPAIR-IDA** trial. Nephrol Dial Transplant 29(4):833-42, 2014

Palmer SC, Saglimbene V, Craig JC, Navaneethan SD, Strippoli GF: Darbepoetin for the anaemia of chronic kidney disease. Cochrane Database Syst Rev 3: CD009297, 2014

Parfrey PS, Foley RN, Wittreich BH et al. Double-blind comparison of full and partial anemia correction in incident hemodialysis patients without symptomatic heart disease. J Am Soc Nephrol 16:2180-2189, 2005

Parfrey PS, Lauve M, Latremouille-Viau D, Lefebvre P. Erythropoietin therapy and left ventricular mass index in CKD and ESRD patients: a meta-analysis. Clin J Am Soc Nephrol 4(4):755-62, 2009

Pecoits-Filho R, Lindholm B, Stenvinkel P: The malnutrition, inflammation, and atherosclerosis (MIA) syndrome — the heart of the matter. Nephrol Dial Transplant 17 Suppl 11:28-31, 2002

Pergola PE, Fishbane S, Ganz T. Novel oral iron therapies for iron deficiency anemia in chronic kidney disease. Adv Chronic Kidney Dis 26(4):272-291, 2019

Pfeffer MA, Burdmann EA, Chen CY, Cooper ME, de Zeeuw D, Eckardt KU, Feyzi JM, Ivanovich P, Kewalramani R, Levey AS, Lewis EF, McGill JB, McMurray JJ, Parfrey P, Parving HH, Remuzzi G, Singh AK, Solomon SD, Toto R; **TREAT** Investigators: A trial of darbepoetin alfa in type 2 diabetes and chronic kidney disease. N Engl J Med 361(21):2019-32, 2009

Pizzarelli F, David S, Sala P, Icardi A, Casani A: Iron-replete hemodialysis patients do not require higher EPO dosages when converting from subcutaneous to intravenous administration: results of the Italian Study on Erythropoietin Converting (ISEC). Am J Kidney Dis 47(6):1027-35, 2006

Ponikowski P, van Veldhuisen DJ, Comin-Colet J, Ertl G, Komajda M, Mareev V, McDonagh T, Parkhomenko A, Tavazzi L, Levesque V, Mori C, Roubert B, Filippatos G, Ruschitzka F, Anker SD; **CONFIRM-HF** Investigators. Beneficial effects of long-term intravenous iron therapy with ferric carboxymaltose in patients with symptomatic heart failure and iron deficiency†. Eur Heart J 36(11):657-68, 2015

Potthoff SA, Münch HG: Sicherheitsaspekte parenteraler Eisentherapien bei Patienten mit chronischer Niereninsuffizienz. Dtsch Med Wochenschr 1380:1312-1317, 2013

Provenzano R, Schiller B, Rao M, Coyne D, Brenner L, Pereira BJ. Ferumoxytol as an intravenous iron replacement therapy in hemodialysis patients. Clin J Am Soc Nephrol 4:386-93, 2009

Provenzano R, Besarab A, Wright S, Dua S, Zeig S, Nguyen P, Poole L, Saikali KG, Saha G, Hemmerich S, Szczech L, Yu KH, Neff TB. Roxadustat (FG-4592) Versus Epoetin Alfa for Anemia in Patients Receiving Maintenance Hemodialysis: A Phase 2, Randomized, 6- to 19-Week, Open-Label, Active-Comparator, Dose-Ranging, Safety and Exploratory Efficacy Study. Am J Kidney Dis 67(6):912-24, 2016

Provenzano R, Shutov E, Eremeeva L, Korneyeva S, Poole L, Saha G, Bradley C, Eyassu M, Besarab A, Leong R, Liu CS, Neff TB, Szczech L, Yu KP: Roxadustat for anemia in patients with end-stage renal disease incident to dialysis.Nephrol Dial Transplant 36(9):1717-1730, 2021 (**HIMALAYAS**)

Prunier F, Bière L, Gilard M, Boschat J, Mouquet F, Bauchart JJ, Charbonnier B, Genée O, Guérin P, Warin-Fresse K, Durand E, Lafont A, Christiaens L, Abi-Khalil W, Delépine S, Benard T, Furber A: Single high-dose erythropoietin administration immediately after reperfusion in patients with ST-segment elevation myocardial infarction: results of the erythropoietin in myocardial infarction trial. Am Heart J 163(2):200-7.e1, 2012

Qunibi WY, Martinez C, Smith M, Benjamin J, Mangione A, Roger SD: A randomized controlled trial comparing intravenous ferric carboxymaltose with oral iron for treatment of iron deficiency anaemia of non-dialysis dependent chronic kidney disease patients. Nephrol Dial Transplant 26:1599-607, 2011

Raymond CB, Collins DM, Bernstein KN, Skwarchuk DE, Vercaigne LM: Erythropoietin-alpha dosage requirements in a provincial hemodialysis population: effect of switching from subcutaneous to intravenous administration. Nephron Clin Pract 102(3-4):c88-92, 2006

Renders L, Budde K, Rosenberger C, van Swelm R, Swinkels D, Dellanna F, Feuerer W, Wen M, Erley C, Bader B, Sommerer C, Schaier M, Meurer K, Matis L. First-in-human Phase I studies of PRS-080#22, a hepcidin antagonist, in healthy volunteers and patients with chronic kidney disease undergoing hemodialysis. PLoS One 14(3):e0212023, 2019

Richards T, Breymann C, Brookes MJ, Lindgren S, Macdougall IC, McMahon LP, Munro MG, Nemeth E, Rosano GMC, Schiefke I, Weiss G. Questions and answers on iron deficiency treatment selection and the use of intravenous iron in routine clinical practice. Ann Med 53(1): 274-285, 2021

Ritchie RF, Palomaki GE, Neveux LM, Navolotskaia O, Ledue TB, and Craig WY: Reference distributions for serum iron and transferrin saturation: a practical, simple, and clinically relevant approach in a large cohort. J Clin Lab Anal 16:237-245, 2002

Rosenberger C. Lehrbuch für Nieren- und Hochdruckkrankheiten 2022 (Hrsg.: Akademie Niere), Pabst Science Publishers

Santiago P: Ferrous versus ferric oral iron formulations for the treatment of iron deficiency: a clinical overview. Scientific World Journal 2012: 846824, 2012

Seeley TW, Sternlicht MD, Klaus SJ, Neff TB, Liu DY: Induction of erythropoiesis by hypoxia-inducible factor prolyl hydroxylase inhibitors without promotion of tumor initiation, progression, or metastasis in a VEGF-sensitive model of spontaneous breast cancer. Hypoxia (Auckl) 5:1-9, 2017

Shabani E, Opoka RO, Idro R, Schmidt R, Park GS, Bangirana P, Vercellotti GM, Hodges JS, Widness JA, John CC: High plasma erythropoietin levels are associated with prolonged coma duration and increased mortality in children with cerebral malaria. Clin Infect Dis 60(1): 27-35, 2015

Shutov E, Su³owicz W, Esposito C, Tataradze A, Andric B, Reusch M, Valluri U, Dimkovic N: Roxadustat for the treatment of anemia in chronic kidney disease patients not on dialysis: a Phase 3, randomized, double-blind, placebo-controlled study (**ALPS**). Nephrol Dial Transplant 36(9):1629-1639, 2021

Singh AK, Szczech L, Tang KL Barnhart H, Sapp S, Wolfson M, Reddan D; **CHOIR** Investigators: Correction of anemia with epoetin alfa in chronic kidney disease. N Engl J Med 355:2085-2098, 2006

Singh AK, Carroll K, McMurray JJV, Solomon S, Jha V, Johansen KL, Lopes RD, Macdougall IC, Obrador GT, Waikar SS, Wanner C, Wheeler DC, Wiêcek A, Blackorby A, Cizman B, Cobitz AR, Davies R, DiMino TL, Kler L, Meadowcroft AM, Taft L, Perkovic V; **ASCEND-ND** Study Group: Daprodustat for the Treatment of Anemia in Patients Not Undergoing Dialysis. N Engl J Med 385(25):2313-2324, 2021

Singh AK, Carroll K, Perkovic V, Solomon S, Jha V, Johansen KL, Lopes RD, Macdougall IC, Obrador GT, Waikar SS, Wanner C, Wheeler DC, Wiêcek A, Blackorby A, Cizman B, Cobitz AR, Davies R, Dole J, Kler L, Meadowcroft AM, Zhu X, McMurray JJV; **ASCEND-D** Study Group: Daprodustat for the Treatment of Anemia in Patients Undergoing Dialysis. N Engl J Med 385(25): 2325-2335, 2021b

Singh AK, McCausland FR, Claggett BL, Wanner C, Wiecek A, Atkins MB, Carroll K, Perkovic V, McMurray JJV, Wittes J, Snapinn S, Blackorby A, Meadowcroft A, Barker T, DiMino T, Mallett S, Cobitz AR, Solomon SD. Analysis of on-treatment cancer safety events with daprodustat versus conventional erythropoiesis-stimulating agents – *post hoc* analyses of the ASCEND-ND and ASCEND-D trials. Nephrol Dial Transplantat 38(8): 1890-1897, 2023

Sirén AL, Fasshauer T, Bartels C, Ehrenreich H: Therapeutic potential of erythropoietin and its structural or functional variants in the nervous system. Neurotherapeutics 6(1):108-27, 2009

Solomon SD, Uno H, Lewis EF, Eckardt KU, Lin J, Burdmann EA, de Zeeuw D, Ivanovich P, Levey AS, Parfrey P, Remuzzi G, Singh AK, Toto R, Huang F, Rossert J, McMurray JJ, Pfeffer MA; Trial to Reduce Cardiovascular Events with Aranesp Therapy (**TREAT**) Investigators. Erythropoietic response and outcomes in kidney disease and type 2 diabetes. N Engl J Med 363(12):1146-55, 2010

Spinowitz BS, Kausz AT, Baptista J, Noble SD, Sothinathan R, Bernardo MV, Brenner L, Pereira BJG: Ferumoxytol for treating iron deficiency anemia in CKD. J Am Soc Nephrol 19:1599-605, 2008

Stein JM, Hartmann F, Cordes HJ, Dignass AU. [Pathophysiological-based diagnosis and therapy of iron-deficient anaemia in inflammatory bowel disease]. Z Gastroenterol 47(2):228-36, 2009

Streja E, Kovesdy CP, Greenland S, Kopple JD, McAllister CJ, Nissenson AR, and Kalantar-Zadeh K: Erythropoietin, iron depletion, and relative thrombocytosis: a possible explanation for hemoglobin-survival paradox in hemodialysis. Am J Kidney Dis 52:727-736, 2008

Susantitaphong P, Alqahtani F, Jaber BL: Efficacy and safety of intravenous iron therapy for functional iron deficiency anemia in hemodialysis patients: a meta-analysis. Am J Nephrol 39(2):130-41, 2014

Tessitore N, Solero GP, Lippi G, Bassi A, Faccini GB, Bedogna V, Gammaro L, Brocco G, Restivo G, Bernich P, Lupo A, Maschio G: The role of iron status markers in predicting response to intravenous iron in haemodialysis patients on maintenance erythropoietin. Nephrol Dial Transplant 16(7):1416-23, 2001

Thomas DW, Hinchliffe RF, Briggs C, Macdougall IC, Littlewood T, Cavill I; British Committee for Standards in Haematology: Guideline for the laboratory diagnosis of functional iron deficiency. Br J Haematol 161(5):639-48, 2013

Van Wyck DB, Roppolo M, Martinez CO, Mazey RM, McMurray S; for the United States Iron Sucrose (Venofer) Clinical Trials Group. A randomized, controlled trial comparing IV iron sucrose to oral iron in anemic patients with nondialysis-dependent CKD. Kidney Int 68:2846-56, 2005

Wong G, Hope RL, Howard K, Chapman JR, Castells A, Roger SD, Bourke MJ, Macaskill P, Turner R, Williams G, Lim WH, Lok CE, Diekmann F, Cross NB, Sen S, Allen RDM, Chadban SJ, Pollock CA, Tong A, Teixeira-Pinto A, Yang JYH, Williams N, Au EHK, Kieu A, James L, Craig JC. One-time fecal immunochemical screening for advanced colorectal neoplasia in patients with CKD (DETECT Study). J Am Soc Nephrol 30(6):1061-1072, 2019

Walters BA, Van Wyck DB: Benchmarking iron dextran sensitivity: reactions requiring resuscitative medication in incident and prevalent patients. Nephrol Dial Transplant 20(7):1438-42, 2005

Werner M, Odenthal D: Serum protein changes after gastrectomy as a model of acute phase reaction. J Lab Clin Med 70(2): 302-10, 1967

Wolf M, Chertow GM, Macdougall IC, Kaper R, Krop J, Strauss W. Randomized trial of intravenous iron-induced hypophosphatemia. JCI Insight 3(23) e124486, 2018

Worm M, Eckermann O, Dölle S, et al.: Auslöser und Therapie der Anaphylaxie. Dtsch Arztebl Int 111 (21): 367–76, 2014

Zhang AS, Enns CA: Molecular mechanisms of normal iron homeostasis. Hematology Am Soc Hematol Educ Program 207-14, 2009

Index

Index

S

T